U0245204

Yoga in Nature and
Natural Props for Yoga

师法自然

瑜伽习练与探索

————

〔以〕埃亚勒·希弗罗尼 〔以〕奥哈德·纳克汤米 著

陈理 译 王春明 审

————

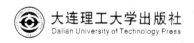
大连理工大学出版社
Dalian University of Technology Press

简体中文版© 2023 大连理工大学出版社
著作权合同登记 06-2023 年第 01 号

版权所有·侵权必究

图书在版编目（CIP）数据

师法自然：瑜伽习练与探索 /（以）埃亚勒·希弗
罗尼，（以）奥哈德·纳克汤米著；陈理译 . -- 大连：
大连理工大学出版社，2023.3
ISBN 978-7-5685-4216-6

Ⅰ . ①师… Ⅱ . ①埃… ②奥… ③陈… Ⅲ . ①瑜伽
Ⅳ . ① R161.1

中国国家版本馆 CIP 数据核字（2023）第 032472 号

师法自然：瑜伽习练与探索
SHIFA ZIRAN：YUJIA XILIAN YU TANSUO

大连理工大学出版社出版
地址：大连市软件园路 80 号　邮政编码：116023
发行：0411-84708842　邮购：0411-84708943　传真：0411-84701466
E-mail：dutp@dutp.cn　URL：https://www.dutp.cn
大连图腾彩色印刷有限公司印刷　　　　大连理工大学出版社发行

幅面尺寸：160mm×260mm　插页：1　印张：12.5　字数：260 千字
2023 年 3 月第 1 版　　　　　　　　2023 年 3 月第 1 次印刷

项目统筹：刘新彦　　　　　　　　　责任编辑：张　泓
责任校对：李舒宁　　　　　　　　　整体设计：杜　江

ISBN 978-7-5685-4216-6　　　　　　　定　价：298.00 元

本书如有印装质量问题，请与我社发行部联系更换。

事物一旦产生，变化就开始了。想要和谐地融入大自然，我们就应像自然中的万物一样，不断地适应变化。

约翰·歌德

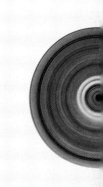

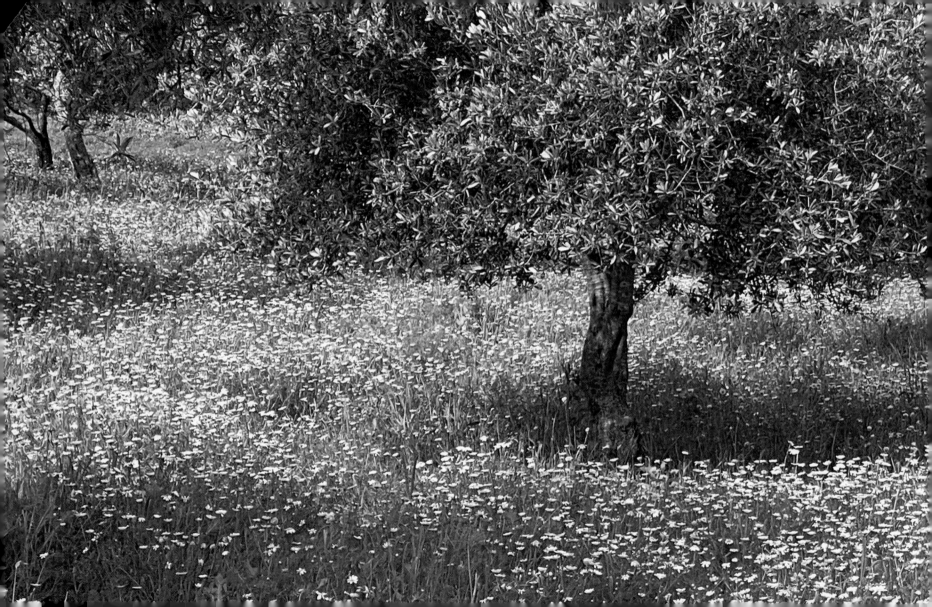

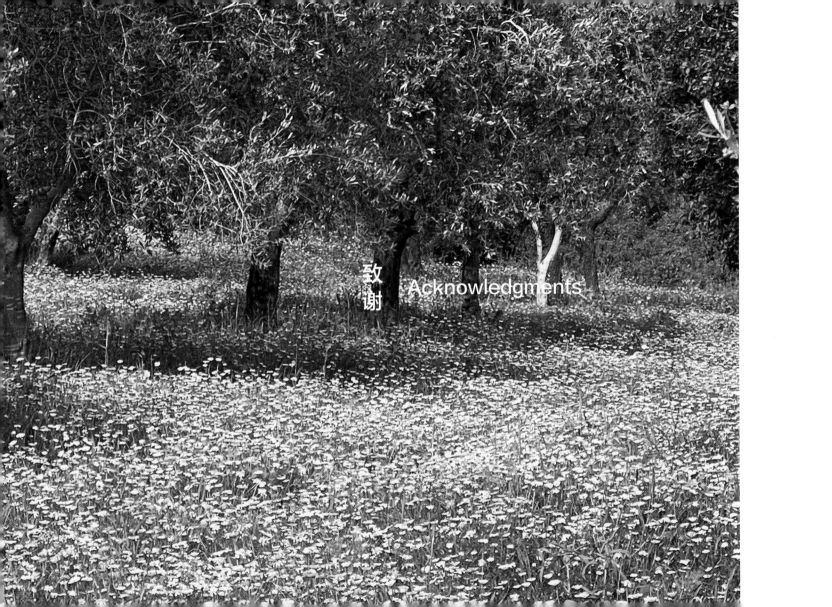

致谢 Acknowledgments

致谢

　　本书是我们（埃亚勒和奥哈德）合作的成果，两人既有分工又有合作。我们都在大自然中习练瑜伽很多年了。埃亚勒作为一名高级瑜伽教师，习练的时间更长、难度更高，也更专业，因此，埃亚勒对本书的主要贡献是介绍了他在瑜伽习练和辅具使用方面的专业知识；而本书的构思、策划，包括目标、结构及呈现形式则由奥哈德首先提出，最后通过两人的合作共同完成。

　　多年来，我们一直在收集在大自然远足和在沙滩上日常瑜伽习练中可使用天然辅具的方法。2020 年的冬天，我们完成了几次拍摄工作，抓拍了一些我们在大自然中完成的瑜伽体式，也在不断探索，尝试新的体式。我们通常不会提前做很多计划，多数情况是受到所处环境的启发即时进行的。这是一个相当冒险且具有开创性的工作。在写作阶段，埃亚勒撰写了引言和第一至第三章，奥哈德也撰写了引言。然后，埃亚勒和奥哈德共同对全书进行了整理和润色。

本书文本（英文）由乌里·艾偌恩、齐波拉·拉凯松和巴纳比· 哈钦斯编辑。

非常感谢艾利森·艾特肯、迈克尔·塞拉、阿利克·佩尔曼和希万·戈德希什对本书提出的非常有建设性的意见和建议。

图片演示 /

英巴格·林伯格、 利埃塔·巴贡、 阿塔·拉比娜、埃亚勒·希弗罗尼、奥哈德·纳克汤米。

摄影 /

第一章　乌迪·达甘；

第二章　米卡尔 ·梅尔；

第三章　尤尔·希夫罗尼、尼姆罗德·兰德斯曼（艾塞尔瑜伽馆）。

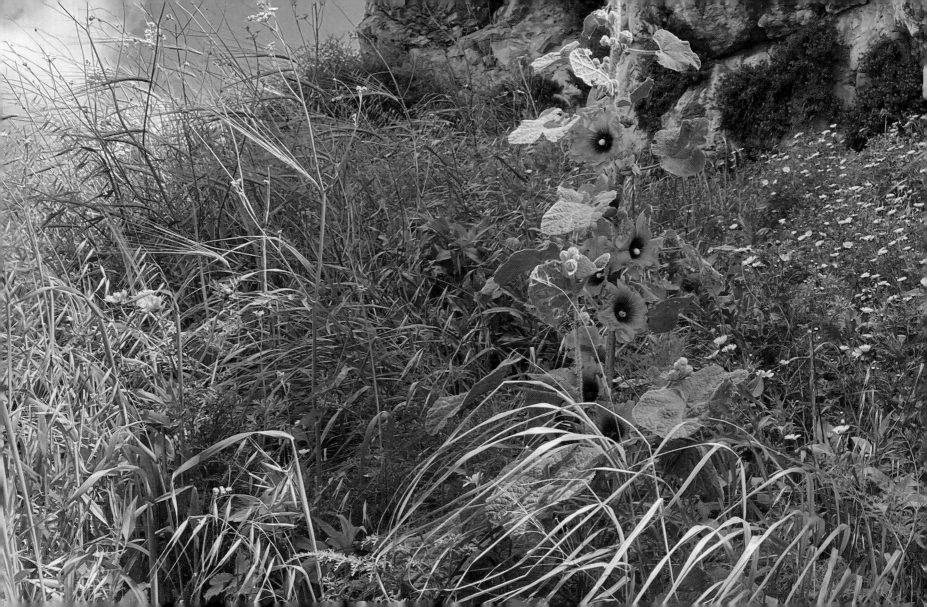

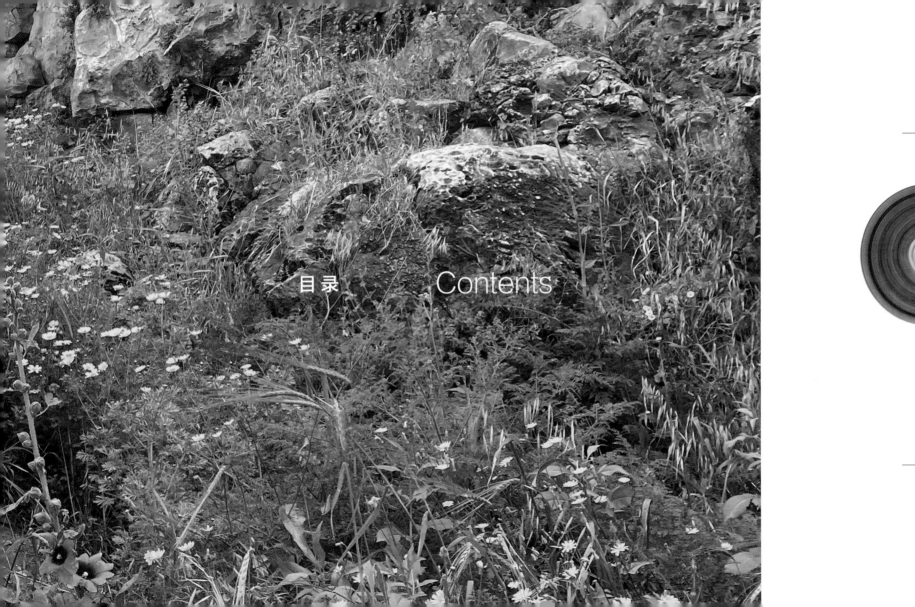

目录　　Contents

目录

埃亚勒的引言 —————————————————————————— 001

为什么要在大自然中习练? —————————————————— 001

关于本书 ———————————————————————————— 003

沉浸于自然，沉浸于习练 ——————————————————— 005

大自然提供了实用的瑜伽习练辅具 ——————————————— 006

应在何时何地进行习练？ ——————————————————— 007

入门习练 ———————————————————————————— 008

几点说明 ———————————————————————————— 008

注意事项 ———————————————————————————— 010

奥哈德的引言 ——————————————————— 011

自然的呼唤，本性的释放 ——————————— 011

本书目的和创新 ————————————————— 014

视角变化及对惯性思维方式的挑战 ————— 017

将瑜伽习练拓展到瑜伽垫之外 ——————— 018

大自然作为瑜伽习练的场所 ————————— 020

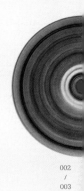

On the beach *

第一章　在沙滩上，用沙子作为天然辅具 —————————————— 023

Adho Mukha Śvānāsana（下犬式）和 Adho Mukha Vṛkṣāsana（手倒立式）————— 028

站立体式 —————————————————————————————— 034

坐立体式 —————————————————————————————— 046

倒立体式 —————————————————————————————— 049

前屈伸展体式 ———————————————————————————— 061

扭转体式 —————————————————————————————— 066

后弯体式 —————————————————————————————— 068

手臂平衡体式 ————————————————————— 077

仰卧体式 ——————————————————————— 078

与同伴一起在海滩上习练 ————————————— 079

Śavāsana（挺尸式） ——————————————— 085

In the woods *

第二章　在树林中，用树木作为天然辅具 ——————— 087

奥哈德的体验 ——————————————————— 092

站立体式 ——————————————————————— 094

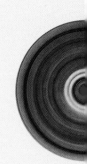

前屈伸展体式 ———————————————————— 111

倒立体式 ———————————————————————— 114

后弯体式 ———————————————————————— 116

仰卧体式 ———————————————————————— 124

坐立体式 ———————————————————————— 126

使用瑜伽带和瑜伽绳的习练 —————————— 129

In the mountains *

第三章 在大山中，用岩石作为天然辅具 ———————— 139

借助岩石的坡度做 Adho Mukha Śvānāsana（下犬式）————— 144

站立体式 —————————————————————————— 146

前屈伸展体式 ————————————————————— 158

手臂平衡体式 ————————————————————— 162

后弯体式 —————————————————————————— 163

倒立体式 —————————————————————————— 167

放松体式 —————————————————————————— 170

在大自然中习练 Śīrṣāsana（头倒立式）———————— 172

结 语 ——————————————————————————————— 184

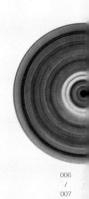

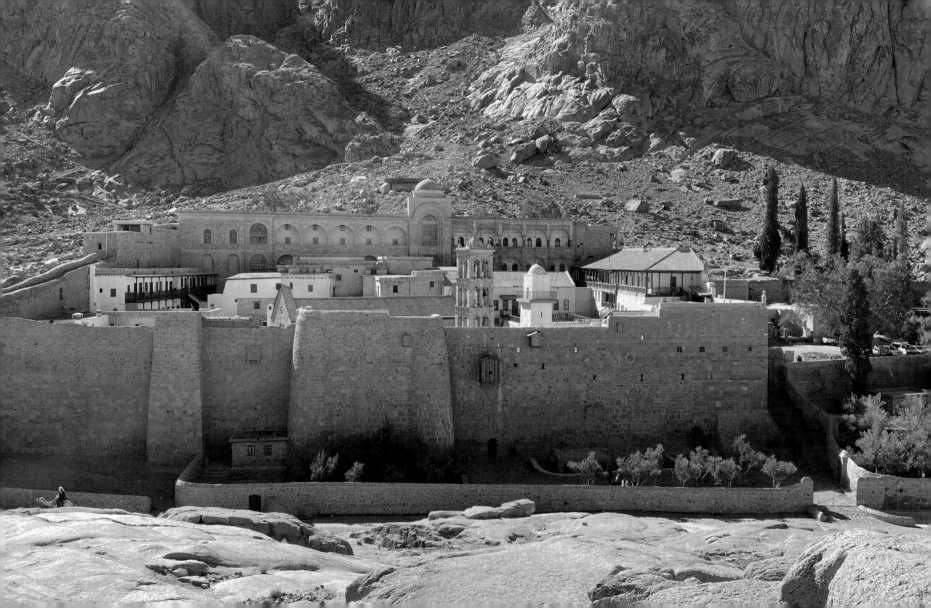

山林与大海会使人变得粗野，却不会使人性泯灭。

维克多·雨果

- -

埃亚勒的引言

为什么要在大自然中习练？

　　随着科技的进步，现代生活方式使我们的生活更加方便和舒适，但同时，我们也为获得的这些方便和舒适而远离了富饶的大自然，遗失了它对身心的积极影响。我们的身心失去了与大自然的连接，心灵也失去了与身体的连接——而这种连接正是大自然的伟大和奇妙功能之一。我们只要观察一下现代人的工作环境，便会发现与大自然的分离现象是非常明显的。如今，许多人都在大型生产车间或办公室里工作。我在英特尔公司做软件工程师时，就在这样的"开放空间"里工作。我总是觉得把这些办公室称为"开放空间"有些讽刺，因为它们甚至没有可以看到天空或呼吸到新鲜空气的窗户。这种工作环境给我的身体带来了沉重的负担；坐了一整天后，我觉得腰酸背痛，也不再有足够的时间习练瑜伽。此外，长时间在电脑前工作，经常只用一只手操作鼠标，甚至会造成脊柱侧弯。所以，我工作不到两年就离开了英特尔公司，转而过上了一种更轻松的生活。

格奥尔格·费尔斯坦在其著作《瑜伽的深层维度》（*The Deeper Dimension of Yoga*）中强调了人与自然环境保持密切连接的重要性。他指出："生活在城市使我们与地球仅存在着抽象的关系。事实上，触摸土壤、照料花草树木、品尝干净的泉水、观赏富有活力的野生动物等对我们都很重要。如果内心深处没有这种基本连接就是一种精神逃避。健全的人需要与地球有各种方式的接触，接受来自它的恩惠。"

如今，习练瑜伽的方式也受到了现代城市生活方式的影响。大多数习练者都已习惯在配备齐全的瑜伽馆里习练，完全忘记了这并不是瑜伽习练先人的做法。在印度，传统的瑜伽需要习练者放弃城市生活，隐居到印度丛林中寻求精神的升华。瑜伽士和苦行僧认为，只有放弃日常生活的舒适和乐趣时，这种升华才可能实现。

现代瑜伽习练者观察到，在大自然中习练瑜伽对健康和幸福感都会产生积极影响。然而，要完全回归自然几乎是不可能的。毕竟，我们无法回到与自然融为一体的原始生活时代。那些主张"回归自然"的人究竟是想回到人类进化过程中的哪个阶段呢？我们不能回到非洲丛林，或回归狩猎采摘的生活；我们更无法像古代瑜伽士那样生活在印度的丛林中。

与其努力回归已回不去的过去，不如做一些能与大自然重建连接的事情，如我们的意识可以与身体连接，从而与本我连接；可以更加努力地适应大自然，因为它是所有能量和生命的源泉；可以谦卑地承认我们是地球母亲的孩子。在户外习练瑜伽是获得和发掘这种感知连接能力的有效途径。

关于本书

本书希望帮助瑜伽习练者重新与自己的身体和天性建立连接；这一目标可以通过在大自然中习练瑜伽来实现，大自然会为习练带来更多的灵感。本书介绍了在特定自然环境中的习练方法，如沙滩、森林和山丘。我们收集并总结了多年来在大自然中进行瑜伽习练的经验：地中海沙滩、家附近、内盖夫沙漠、西奈半岛等。

多年来，我们发现这样的习练是一种非常有效的方式，可以使身体、头脑和精力得到恢复，保持心态的平衡和从容，即使在面对人生不可避免的坎坷和失败时也能如此。我们已经体验到了在大自然中独处时深深的喜悦：沉浸在加强的向前伸展体式的放松或在头倒立体式中观察海面的波浪起落；或在海边冥想，感受轻柔的微风掠过皮肤，聆听海浪拍打海岸的声音，感受其经久不息的韵律；或在山丘上习练时，躺在岩石的弧

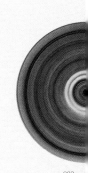

面上，感受岩石凉爽的表面与身体的接触，这些都会让我们的身心感受到无比的愉悦。

比起在安全的瑜伽馆里习练，在自然环境中习练瑜伽可使我获得更多的习练感受。在大自然中，身体会自发地打开；头脑变得平静和专注，习练自然而轻松。比起在家里习练，我可以少用一些力气，而用更多的注意力和专注力来完成一些难度较大的体式。不知何故，好像大自然赋予了我足够的能量，使我的身体和头脑可以随着海浪和风的韵律自然而然地做出回应。有时，在家里做起来非常困难的高阶体式，在大自然里却可以很轻松地完成。我经常体验到帕坦伽利定义的 prayatna śaitilya 的状态———种在完成体式时毫不费力的感觉，这是一个成熟而完美体式的象征。[①]我还没有完全明白为什么这些自然因素对我的习练如此有益。然而，这种效果又是显而易见的——我能够更加专注，与身体连接，并感受到在瑜伽馆中不常感受到的习练效果。

①参见《瑜伽经》II.47

沉浸于自然，沉浸于习练

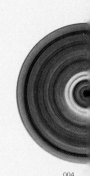

在大自然中，面对大海，站在高山上或观看夜空时，我们会不由得感到自己的渺小，不再那么自负。大自然是如此广阔和丰富，当向它敞开心扉时，我们会变得更加谦逊。这是开始瑜伽习练的良好的心理状态。

然而，要沉浸在大自然中则需要让心平静下来。身处大自然并不意味着必然可以获得平静的心态。如果外出参加一场热闹的野餐，我们甚至可能感觉不到大自然的影响。周围的嘈杂声可能会压过鸟儿的鸣叫声或大海的波涛声。但一些专门的习练可以让心平静下来，打开感知之门，与大自然重建连接。我们（在任何环境中）开始习练时，需要暂时抛开诸如项目、任务、计划、担忧和遗憾等，将身体和呼吸连接起来。沉浸在大自然有助于将注意力从日常的惯性思维转移到内心，从而找到内心的平衡。

习练瑜伽可以使大脑的情绪波动和惯性思维状态平静下来（citta-vṛtti-nirodhaḥ）。走进大自然是朝着这种状态迈出的第一步。许多人认为森林或山丘有助于心的平静，而当心平静时，瑜伽习练会更顺畅（sukha）。

大自然提供了实用的瑜伽习练辅具

　　艾扬格瑜伽的习练者可能会担心，大自然中没有常规瑜伽习练所需的平坦的地板和墙壁，更重要的是没有辅具。毫无疑问，这些条件对瑜伽习练有很大帮助。事实上，我平常习练也使用辅具，教授有关辅具的使用方法并撰写了相关的书籍。提倡在大自然中习练并不是要否定使用辅具的益处，正如下文所展示的那样，大自然本身就提供了非常实用的辅具。因此，这也意味着当我们在大自然中习练时，并没有放弃辅具的使用，甚至在大自然中习练的乐趣之一就是寻找大自然提供的辅具。无论在哪里，我们只需要细心观察并发挥想象力去寻找，就能找到很棒的辅具。

　　在多年的大自然瑜伽习练中，我设计了许多利用沙子、岩石和树木作为辅具的方法来加强和深化习练。我发现这些天然辅具非常有效，常常比瑜伽馆使用的人造辅具更有效。沙子特别容易形成斜坡、小坑等，为许多体式提供了柔软而自然的支撑。我真诚地希望本书能帮助习练者在不放弃瑜伽辅具益处的同时，将在大自然中习练瑜伽的益处与在瑜伽馆中习练瑜伽的益处结合起来。

应在何时何地进行习练？

毫无疑问，对于习练者而言，大自然的环境有时可能比较艰苦，因为它并不总能提供一个舒适的习练场地，我们可能会受到炎热、寒冷或蚊虫的困扰。这就是我们必须仔细选择正确的习练地点和时间的原因。

首先，不建议总是在户外习练。有些自然环境不适合瑜伽习练。甚至，有时我们需要室内的墙壁、地板、空调和其他舒适的设施辅助习练。

其次，在大自然中习练瑜伽的最佳时间是太阳升起或落下的时候——在大多数情况下是清晨或黄昏。因为在这些时段，空气是凉爽的，是一种从黑夜到白昼或从白昼到黑夜的特殊的过渡时间段，这个时间段太阳靠近地平线，只发出柔和的光。

最后，除了瑜伽带，通常不需要携带其他特殊的瑜伽装备或辅具，着装以宽松舒适的裤子和衬衫为主。而且，习练时不一定要脱鞋，可以穿鞋习练大多数体式。当然，如果地形足够平坦（如在沙滩上），则建议赤脚习练，以更好地与地面接触。

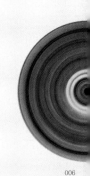

入门习练

选择一个安静的自然环境，坐在稳定而舒适的地面上，让身体直立、警觉、放松。闭上眼睛，让耳鼓放松，用耳朵去倾听。放松下巴和舌头，感知口腔内部的空间和喉咙。让眼球沉向颅骨，把注意力放在身体内部及其周围的空间，如骨盆、腹部、胸部、颈部和颅骨的内部空间。让气息在这些空间中流动并扩散开。关注身体呼吸的感觉，让意识与身体内部的空间连接。图 1 所示为海岸边的风景。

现在，关注耳朵听到的声音。感受身体前、后、左、右、上、下的无限空间，沉浸在这个无限的空间里。感知身体与外部广阔空间的联系，然后同时感知内、外两个空间，逐渐地感受到这两个空间之间的界限好像在慢慢消失，感受到内外空间连接成一体，最后与这无限空间融为一体。

几点说明

本书不是瑜伽体式的习练指南，而是面向那些已经学习过瑜伽并且已经熟悉体式习练基本规则的读者。当然，有很多书可以作为瑜伽体式的习练指南，这里推荐两本经典著作：B. K. S. 艾扬格的《瑜伽之光》和他的

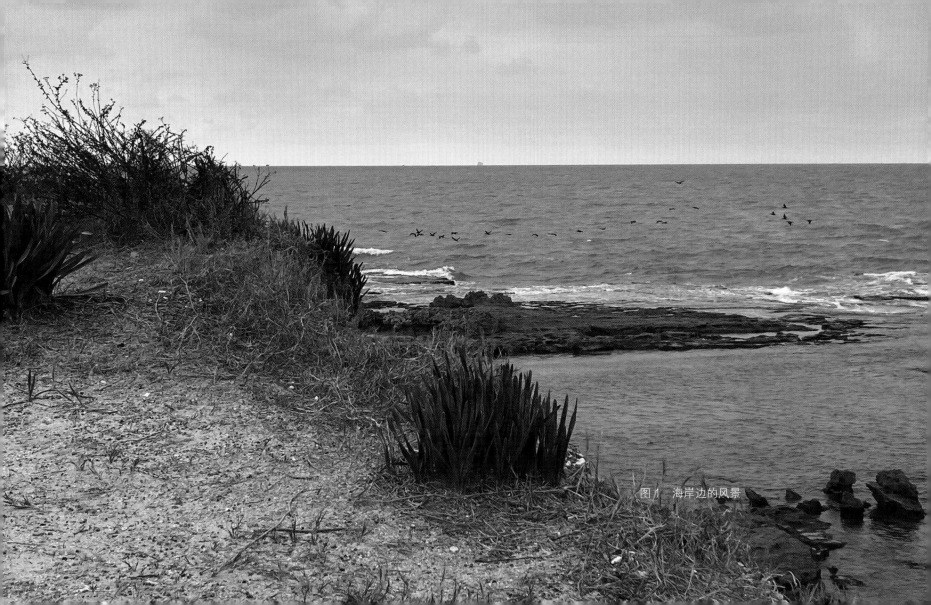

图1　海岸边的风景

女儿吉塔·艾扬格的《艾扬格女性瑜伽》。其他更详细的指南还有 B. K. S. 艾扬格的《艾扬格瑜伽：精准习练指南》和吉塔·艾扬格的《艾扬格瑜伽入门教程》。

注意事项

· 避免在强烈的太阳光下习练。要在太阳处于地平线上时或在阴凉处习练。

如患有以下疾病，请避免习练倒立体式：

· 高血压；

· 眼、耳疾病；

· 心脏病；

· 头晕或恶心。

妇女在生理期也不应做倒立体式，可以习练其他倒立体式的替代体式。

生理期请注意：

· 应以 Dwi Pāda Viparīta Daṇḍāsana（双脚内收直棍式）替代 Śīrṣāsana（头倒立式），以 Setubandha Sarvāṅgāsana（桥式肩倒立式）替代 Sarvāṅgāsana（肩倒立式）——这些体式有着与倒立体式相似的习练效果，但却不需要倒立。

·不要习练会对腹部施压或需要收紧腹部的体式。例如，避免做 Marīchyāsana III（圣哲玛里奇三式）和 Ūrdhva Prasārita Pādāsana（上伸腿式）等体式。

奥哈德的引言

自然的呼唤，本性的释放

正如埃亚勒在他的引言中阐述的那样，我们在城市中所看到、听到、感受到、闻到和品尝到的东西很少是直接来自大自然的。人们大部分时间都在人造光中度过，长时间关注着各种电子屏幕和其他电子设备发出的声音和影像。在忙碌和嘈杂的生活中，我们已很少有时间在晚上仰望天空的星星或倾听海浪的声音。

事实上，我们大部分时间都是远离自然环境，甚至是完全脱离自然环境的，这或许可以解释为什么很多人渴望置身于大自然，而又有很多人开始害怕大自然并试图远离它了。尽管如此，很多人还是愿意在周末或一年一度的假期时计划一次旅行，在海边或山上度过几天安静的日子。然而，我们要为这些亲近大自然的行为投入大量的时间和金钱。大自然可能是我们获得快乐、欣赏美景和放松身心的源泉。我们会在家里欣赏鲜花，被兰

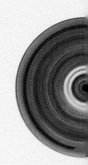

花或仙客来的美丽所感动。即使我们有时会害怕大自然，但还是希望在家里建一个花园，打造一个模仿大自然的小花园。

但是，到底是自然中的什么因素对我们的身心有如此重要的影响呢？可以确定，与大自然的接触确实会影响人的身心。虽然身处大自然可能会让我们面临危险，产生不适和恐惧，但这种接触对我们精神和情感的影响确实是许多人都能强烈地感受到的。计划去一个遥远、安静的地方，是很多人的梦想。我们渴望享受温暖的阳光、凉爽的山间空气、清澈的海水或宁静的草地。我们渴望重新找回一些与大自然间的情感连接，或是找回已经失去的某种归属感，比如对家的感觉的渴望。事实上，我们认为从某种程度来说，我们真正属于大自然。

身处大自然可能会触发我们敬畏、惊奇、谦逊以及恐惧和焦虑的感觉。面对比人类强大得多的自然力量，我们会更加敏感、更加警觉和开放，进而更容易感受到通常无法注意到的事物。

因此，我们会更热爱自然，更愿意走进自然。大自然是各种精神生活和灵感的源泉，我们在绘画、音乐、设计、建筑和园艺中都能看到对大自然的模仿。我们一直都在尽可能地模仿自然。大自然中无数的奇妙现象为我们的观察和好奇心提供了无尽的灵感。正如杰出的自然科学家亚历山大·冯·洪堡所指出的，"大自然每时每刻都在与我们对话"。自然界是如此丰富多彩，人类在其中总能不断发现生命的新形式，以及生物之间新的适应模式和新的相互依存关系。至今，我们只了解地球表面和海洋深处现有物种的一小部分。对大自然的研究激发了地质学家、动物学家、植物学家、物理学家、文学家和许多其他学者的好奇心。但不只专业人士，大多数人都会对自然界鸟类的迁徙、蝙蝠的导航系统、蚂蚁的合作精神、珊瑚的生长和壮观的鱼群等奇妙的自然现象感兴趣。

大自然不仅是人类观察和探索的源泉，也是冥想的源泉（和对象）。我们通过对大自然的科学观察，努力收集信息或寻找证据，帮助我们提高对自然的理解；虽然获得这些信息也很有益处，但瑜伽习练者的冥想并不是为了收集这些科学信息，更多的是为了通过对大自然的思考加深对自己身心内在的理解，就像我们有时可能只想散步而并没有想过要去哪里的情况一样。

如今，冥想也许已经被很多人所遗忘。冥想可以增强我们对大自然的归属感和融入感。从这个意义上说，以大自然为对象的沉思也可以被称为冥想。

在更广阔的自然环境背景中思考人的本性是本书的目标之一。例如，观察我们日常的呼吸过程，不管是否关注着它，它都在自动地进行着。观察呼吸的节奏、关注呼吸时吸气和呼气的循环过程就是冥想的一种形式。观察我们的身体和外部环境之间的这种无意识连续交互作用会让我们体察到对环境的持续和直接的依赖。体验和思考这种交互作用可能会帮助我们理解和体会人类确实是大自然的一部分，认识到人类在自然界中的特定地位。有时我们可能会觉得自己就像植物一样与环境进行着不断的交互作用，但又与植物不同，我们能体验到这种交互作用的感觉。

本书目的和创新

虽然人类与自然界之间的关系这一哲学问题为本书的撰写提供了理论基础，但本书的目标则更为通俗和专一，我们侧重于与大自然的一种特殊的接触方式。我们试图介绍一些在更广泛的自然环境中研究和观察人的本性的方法。因此，我们不是去探索更多与大自然亲近的方式（例如，在山上徒步、在海里游泳或在树林中散步等）；而是要探索一种与大自然接触的特殊方式；更具体地说，我们建议将自然环境作为瑜伽习练（包括体式和冥想）的场所。如图2所示为埃亚勒在内盖夫沙漠中做 Śīrṣāsana（头倒立式）。

这一尝试源于我们将瑜伽习练视为自我学习和观察人类本性的方式的观点。我们认为，习练瑜伽是一种探索和开发自身本性的方法。通常，瑜伽是在室内习练的。在本书中，我们建议将瑜伽习练从传统的室内环境转移到户外，即自然环境。本书比较详细地描述了在自然环境中习练瑜伽的多种方式，并验证了其价值和效果。

我们探索这个问题的主要原因是个人经验——多年来在自然环境中习练瑜伽的经验，是我们怀着极大的兴趣、好奇心和喜悦的心境习练所得。多年的经验告诉我们，在自然环境中进行瑜伽习练具有一些显著的优势。从瑜伽馆到大自然的环境变化对习练者的体式习练及心理都产生了非常显著的影响。虽然这是我们在实践中真实强烈地感受到的效果，但却很难用语言来阐明这些特殊效果是如何产生的。

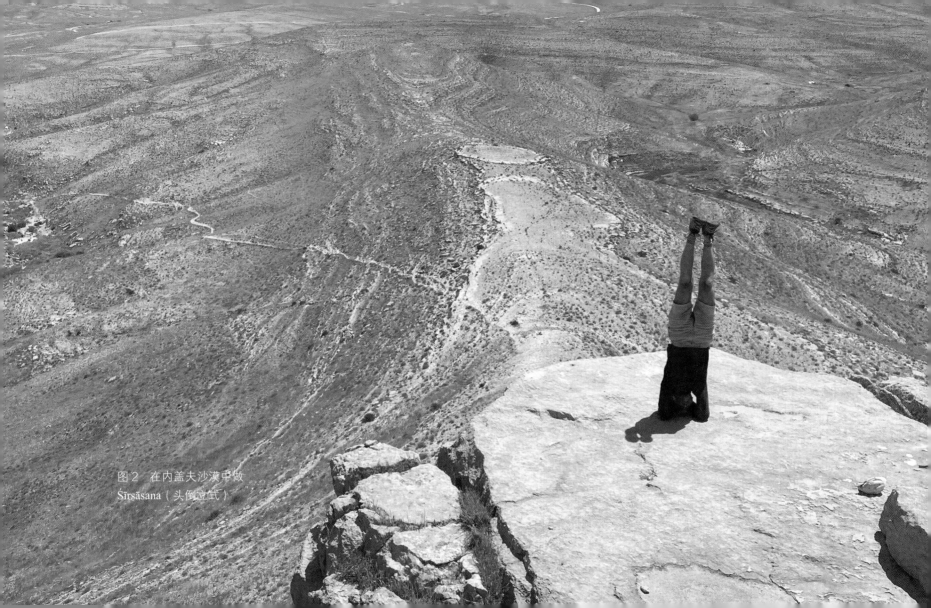

图 2　在内盖夫沙漠中做
Śīrṣāsana（头倒立式）

本书包含了许多实用的习练方法和建议，例如，如何在大自然中习练，如何使用大自然中的"辅具"。同时，我们也试图就在大自然中习练瑜伽的价值和特殊效果进行一些反思。换言之，本书在指导习练者如何在大自然中习练瑜伽，如何使用大自然中的元素（如沙子、树木、岩石）作为习练辅具的同时，还提供了一些思考，如为什么我们认为在大自然中习练瑜伽很有价值，值得探究。我们相信，在大自然中习练瑜伽不仅是令人愉快的，它还是一种让习练者有创造性的、从全新的角度探索人类本性的方式。

在我们之前所著的《身心实验室——瑜伽习练与探索》一书中，我们将瑜伽习练作为一种探索性的过程——作为一个自我探索的实验室。身心实验包括多种探索方式，用于研究我们的身心潜力和局限性之间的复杂关系。瑜伽习练使我们能够研究、探索和发掘自身的能力——因为我们认为人类的身体是由身心组成的统一体。在书中，我们给出了多种探索方向和习练序列，用于观察习练大家熟悉的瑜伽体式时身心的细微变化，体会这些变体带来的习练效果的不同。例如，在做 Trikoṇāsana（三角式）时，我们将注意力集中在脚跟内侧，并观察这种注意力变化对整个体式和身心体验的影响。

本书是对上述方法的补充和开发。除了观察各种因素对体式的细微影响外，还提出了另一种因素，即改变瑜伽习练的环境。我们建议大家去探索在大自然中习练的效果，离开通常习练时用到的瑜伽垫。探索如何利用自然资源辅助和加强这类户外习练是本书撰写的主要目的。除了关注习练细节的变化外，我们现在还要探索整个环境的根本性变化。

在多数情况下，细节决定成败。因此，我们将详尽地介绍如何借助沙滩上的沙子、树林中的树木和大山中的岩石进行瑜伽习练。而且，我们也请读者去尝试，并观察自己的习练效果。从某种意义上说，本书建议大家将身心实验从室内拓展到户外，从小小的瑜伽馆拓展到沙滩、树林、大山或任何你可能去到的地方。

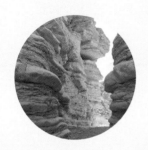

我们相信，这种习练环境的改变有着巨大的潜力。我们试图倡导和鼓励读者到大自然中探索，体验自然瑜伽，并一起感受由此带来的效果。为此，我们提供了许多习练思路和建议。当然，习练者可以自行调整，进行进一步开发。下面，我们将阐述一些想法，来说明为什么我们认为这些探索是有意义的。

视角变化及对惯性思维方式的挑战

瑜伽习练经常会有一些视角上的根本转变，例如，倒立体式。这种转变让习练者重新审视一些根深蒂固的习惯和习俗——包括身心上的。这种视角转变能提醒并引起我们关注通常被我们忽视的一些感觉。这就是在大自然中习练某些体式与日常习练时的体验非常不同的原因。如，在简易坐时，可以用简单和非常有效的指令来改变腿的交叉方式。这样的指令是为了防止我们把习练变成一种完全不假思索的惯性。但同时，瑜伽习练本身也会产生一系列惯性。所以，挑战这些体式就非常有意义了，这样可以保持我们头脑的敏锐和警觉。

然而，有些瑜伽习练的习惯很少受到挑战，例如，在室内瑜伽垫上的习练。此外，在瑜伽馆上瑜伽课时有许多因素会影响习练的效果（如熟悉的环境，有瑜伽教师和其他学生在场，等等）。在大自然中进行习练时，我们离开了舒适的环境、瑜伽垫和瑜伽毯，让自己置身于一个完全不同的环境中。这种环境的变化是很有挑战性的，习练过程、习练目的和习练意义都会发生变化，发现新的辅具、发展新的习练方式和新的视角，并带来新的感觉、想法和思考。

将瑜伽习练拓展到瑜伽垫之外

事实证明，只要不在瑜伽习练中，我们就会很容易又恢复过去的习惯（如肩膀下垂、肩胛骨没有正位等）。有时，当我们坐到车中，听新闻或收到某些信息时，在习练中获得的良好情绪就会立即消失。即使是资深瑜伽习练者，也很难在瑜伽馆内外保持情绪一致。

在大自然习练，不再有瑜伽馆提供的各种便利条件，也没有瑜伽教师和其他习练者在旁边，可能会对缩小这种情绪上的差异性有一定的帮助。当然，在家中习练也是个不错的方法。但在家中习练可能会带来其他挑战。

例如，习练者往往无法找到一个合适的安静习练空间，很难处理可能遇到的诸多令人分心的事情。所以本书推荐另一种习练环境，即自然环境，这里没有家庭或瑜伽馆里让习练者分心的事情。大自然为习练者提供了许多新的刺激和视角：习练者周围没有墙壁；地面不是那么熟悉，也可能不是那么平坦或硬实；会有各种无法控制的声音和感受，如风和阳光。然而，尽管有这些"障碍"，大自然在某种程度上提供了探索身心的新的方式，使我们可以享受这种不同的习练方式带来的奇妙感受。

沙子会给习练者带来一种完全不同的感受，这种感受在站立体式中尤为明显。同时，还有其他与瑜伽馆不同的因素，例如，靠近海水的沙子较为牢固，离海水越远，沙子越松，流动性越强，要站稳所需的力量就越大。习练者可以在距离海水更近的地方开始站立体式的习练，但这与站在室内地板上的感觉极为不同。随后，涌动的潮水、流通的空气和开阔的蓝天将为我们的习练创造出一种完全不同的环境，使我们产生不同的想法和感受。这些想法和感受是我们沉浸在大自然中，直面自然环境的结果。

大自然作为瑜伽习练的场所

实践证明，沙滩上的沙子、树林中的树木或大山中的岩石都可以被视为瑜伽习练者的奇妙习练场——一个充满天然辅具的习练场。如图 3 所示是 Ras Muhammed 的红树林。本书就如何借助天然辅具强化瑜伽习练的效果提出了很多想法和建议。这些想法和建议大多来自我们的经验，是从我们喜欢或经常去的地方获得的。书中的习练方法仅仅是抛砖引玉，我们鼓励读者在保证安全的前提下进行更多的尝试。

我们希望通过本书激发读者探索在大自然中习练瑜伽的兴趣和愿望。在大自然中习练瑜伽所带来的感受远无法用语言表达——这也是我们必须借助图片展示本书内容的原因。常言道：一幅画胜过千言万语，在此似乎确实是这样。书中的各个章节提供了使用自然辅具的详细描述，并使用图片帮助读者理解。

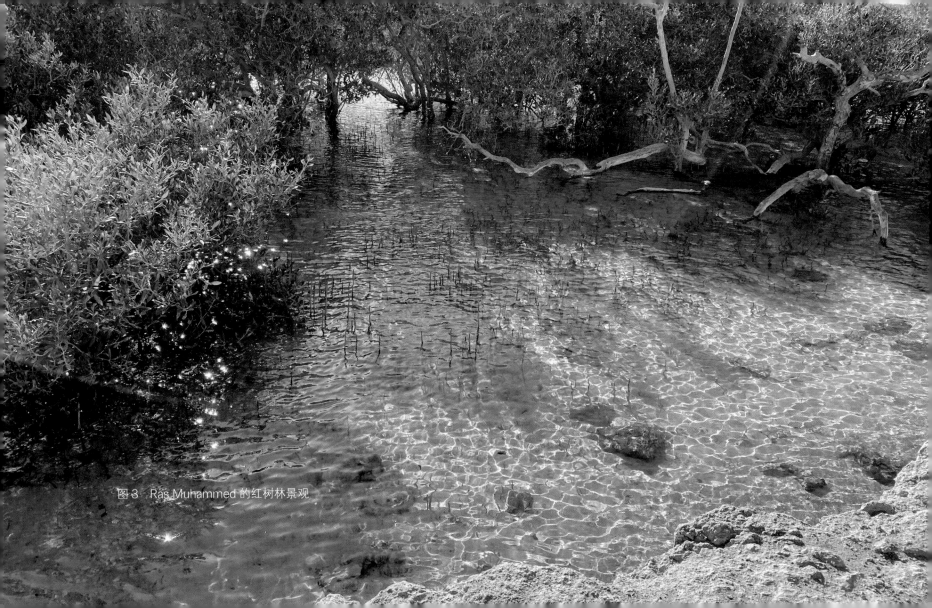

图 3　Ras Muhammed 的红树林景观

yama

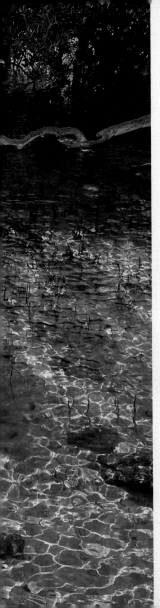

第一章

在沙滩上：
用沙子作为天然辅具

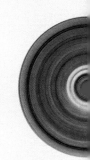

大海啊，我们坐在这里讲述着远离你的我们的故事……

——托马斯·曼，《魔山》第二卷

niyama

根据我的[①]经验，在大片水域（如大海）附近习练瑜伽对集中注意力和习练强度的提高有积极的作用。我并不知道是什么因素让水的存在对瑜伽习练如此有益，也许是因为人体和地球表面一样大部分都是由水构成的吧。也许是与人类的进化有关，人类或许是起源于海洋动物，或是因为所有伟大的文明都是在河流和海洋附近诞生并生衍繁殖的。

不管是什么原因，我觉得最幸运的是我能住在地中海的一个安静的沙滩旁。当天气不太冷的时候（在以色列，一年中有 8 ~ 9 个月），我就去沙滩上我最喜欢的地方开始一天的习练，那里会有一棵树为我遮阴。我喜欢在沙滩上习练。户外的蓝天碧水、习习凉风和翻卷的海浪都为习练提供了理想的环境。

阅读过我以前出版的书的读者都知道，我也喜欢使用辅具，木砖、瑜伽椅和抱枕（圆形长枕）等在我的瑜伽习练中起着至关重要的作用。乍一看，在沙滩上习练似乎必须放弃使用辅具。但事实并非如此。相反，这些年来，我学会了把在沙滩习练的益处与使用辅具的益处结合起来。在沙滩上，我能够使用天然辅具！

习练时，我只需带一条瑜伽带和一条毛巾；其他辅具只有沙子！我学会了使用沙子辅助习练，并发现沙子的灵活性使它可以变成任何需要的辅具。此外，与

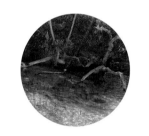

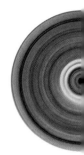

瑜伽馆固定形状和大小的辅具不同，沙子可以根据体式和人体的体型需求调整成各种尺寸和形状。人造辅具不一定总能为我们提供合适的支撑。相比之下，沙子可以根据人体的体重和形状为身体提供更合适、更舒适的支撑。

建议大家在阳光还不是很强的早晨，或在日落的时候进行习练。当做 Śīrṣāsana（头倒立式）时，看着太阳下落到水平面下是一种惊艳的体验！我通常是在早晨开始习练。在夏天，我常常在日出时醒来，那时太阳光线不太强，空气仍然是凉爽的。我首先找到一个小沙丘，坐在上面进行晨间冥想（图4），然后是调息。之后，我通常会游一会儿泳，这会使我的身心充满活力，并为进行体式习练做好准备。当阳光变得太强时，我会转移到树荫下继续习练。①

在这一章中，我将分享在沙滩上习练瑜伽的一些经验，并介绍多年来发现的许多利用沙子辅助和加强各种体式习练的方法。

①如果阳光太强，我建议使用自然或人工方法遮阳。

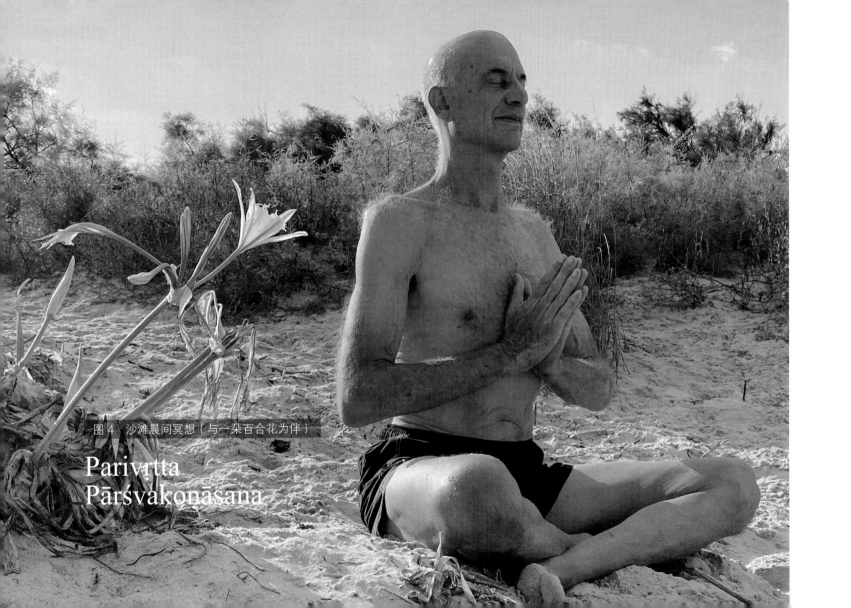

图 4　沙滩晨间冥想（与一朵百合花为伴）

Parivṛtta
Pārśvakoṇāsana

Adho Mukha Śvānāsana（下犬式）和 Adho Mukha Vṛkṣāsana（手倒立式）

我经常会从 Adho Mukha Śvānāsana（下犬式）开始习练，手放在比脚更高的位置，如图 5 所示。

垫高的双手可以帮助双脚在沙中踩实，并将重心转移到腿部。这样，习练者在这个体式中可以停留更长时间而不会感觉到手臂疲劳。脚在沙子上踩得很扎实，习练者可以更轻松地展开腿的后侧。

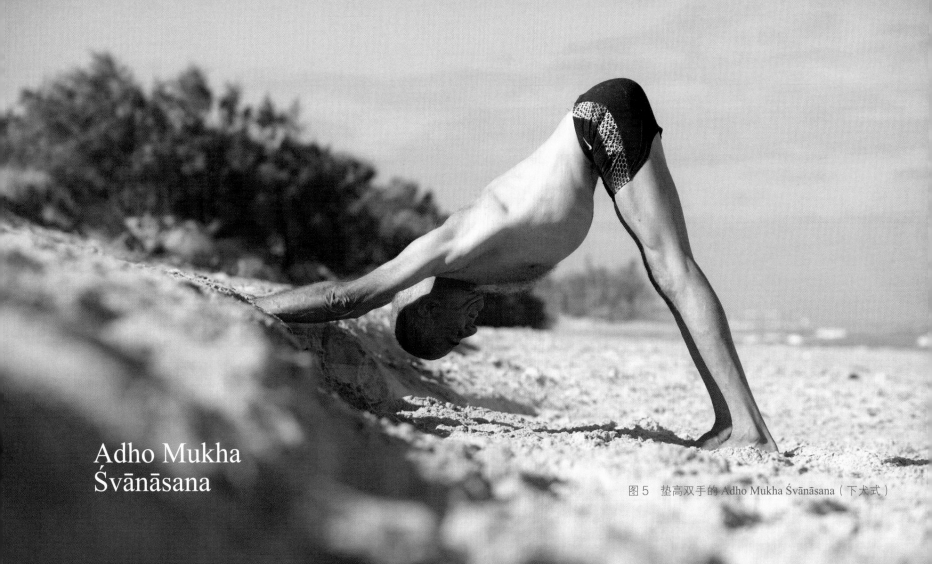

Adho Mukha
Śvānāsana

图 5　垫高双手的 Adho Mukha Śvānāsana（下犬式）

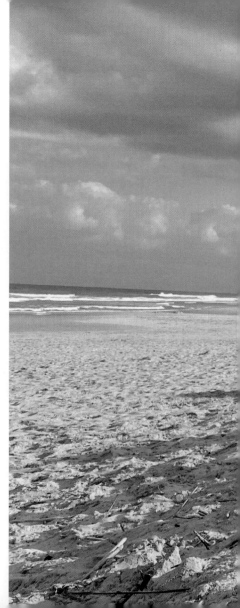

做 Adho Mukha Śvānāsana（下犬式）时，习练者也可借助沙子垫高双脚，如图 6 所示。这是做 Adho Mukha Vṛkṣāsana（手倒立式）很好的预备体式。由 Adho Mukha Śvānāsana（下犬式）开始，习练者可以一次抬起一条腿，做 Eka Pāda Adho Mukha Śvānāsana（单腿下犬式）。用上升腿的伸展向后、向上拉伸躯干。

图6　在沙滩上垫高双脚的 Adho Mukha Śvānāsana（下犬式）

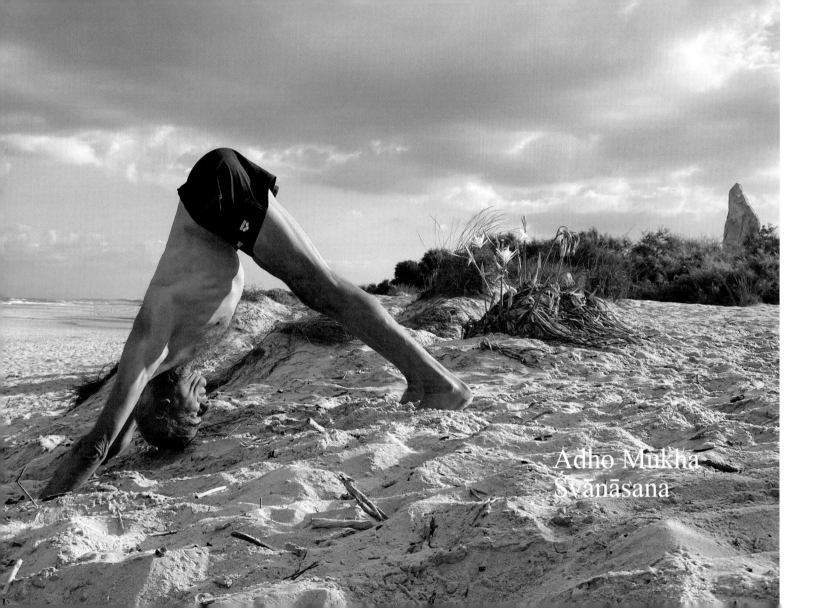

Adho Mukha
Śvānāsana

在户外，Adho Mukha Vṛkṣāsana（手倒立式）（图 7）是一个很有挑战性的体式。因为习惯于借助墙壁的支撑来完成这个体式，所以大多习练者几乎从来没有把它当作平衡体式来习练。我发现这个体式的一部分重要效果是通过掌握平衡来实现的。通常这是我在沙滩上习练的第一个体式（在海里游完泳后，我喜欢在做这个体式时晾干身体）。

在没有任何外部帮助的情况下保持平衡的关键是将身体置于双手正上方。为此，重心必须分配在手掌根部、手掌前端和指尖之间。平衡需要最大限度的专注和精力集中。一旦掌握了平衡的技能，习练者就可以充分体验这个体式的轻盈和美妙。虽然靠在墙上习练此体式可以体会到这个体式的许多功效，但在没有支撑的情况下保持平衡的习练有着另外的作用。这时，头脑必须保持警觉，并对身体姿势的任何变化和可能使身体倾斜的微风迅速作出反应。

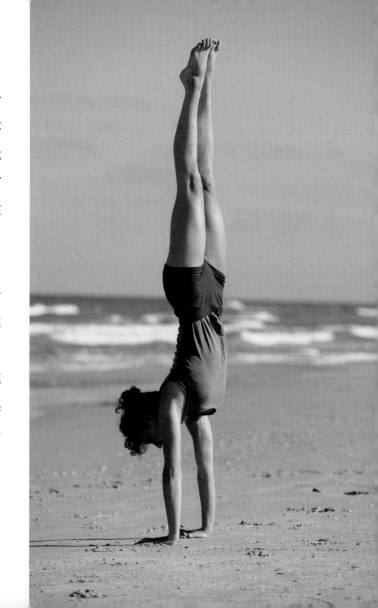

图 7　Adho Mukha Vṛkṣāsana（手倒立式）

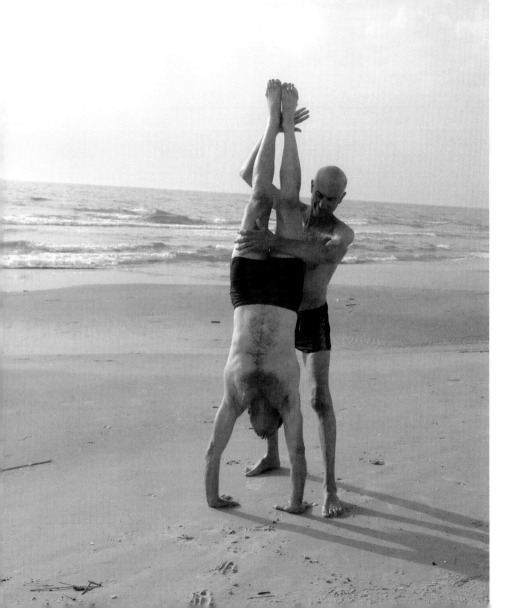

比起需要时刻担心摔倒的坚硬地板，还有哪里比在柔软的沙滩上习练 Adho Mukha Vṛkṣāsana（手倒立式）更好呢？

如果有朋友在身边，习练者可以学着在朋友的帮助下进行平衡习练（图8）。

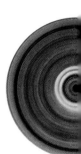

图8　在沙滩上进行 Adho Mukha Vṛkṣāsana（手倒立式）的平衡习练

站立体式

在站立体式中，垫高前腿可激活该腿，并使后腿更好地踩实地面。这样的习练方式有几个优点，如可将重心后移，减少前腿的负担，使垫高腿一侧的股骨头更好地进入髋臼。在瑜伽馆里，可借助瑜伽砖或瑜伽椅来实现这种效果（图9）。

在沙滩上，有很多斜坡和沙丘可以用来垫高前腿，如图10所示。

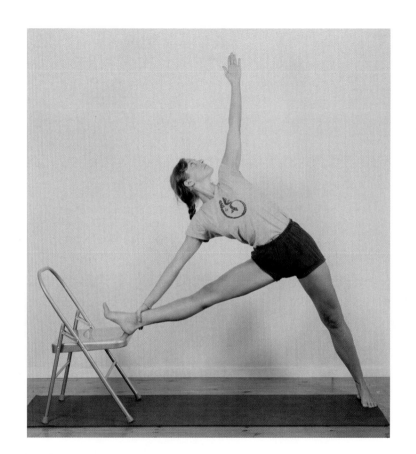

图 9　在瑜伽馆里垫高前腿的习练

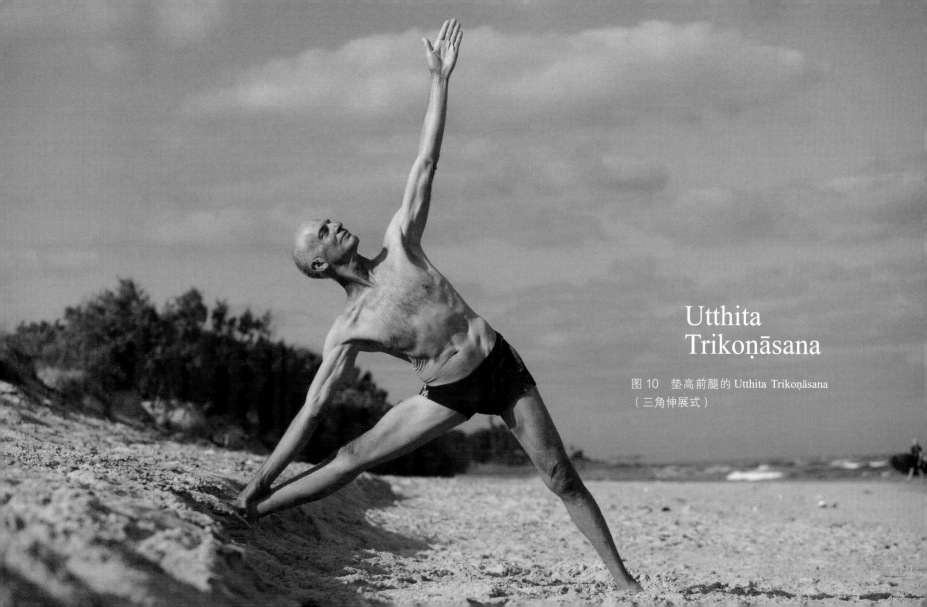

Utthita
Trikoṇāsana

图 10　垫高前腿的 Utthita Trikoṇāsana
（三角伸展式）

　　垫高前腿可以减轻同侧脚踝和膝盖的负荷，并激活同侧膝盖。在做侧伸展体式，如做右侧的 Utthita Trikoṇāsana（三角伸展式）时，垫高右腿有助于右臀内收，与右脚对齐。这样的支撑对脚踝、膝盖或髋关节力量较弱者特别有帮助。

　　在做站立体式时，后腿通常作为"固定"体式的支点，以防止身体倒向前腿一侧。所以，保持后腿的稳定和良好的固定有助于保持骨盆正位，特别是在做 Vīrabhadrāsana I（战士一式）和 Vīrabhadrāsana II（战士二式）等体式时，因为需要弯曲前腿而尤为有帮助。

　　在 Vīrabhadrāsana I（战士一式）中，左腿向前，如图 11 所示，左脚抬起踩在突起的沙丘上。姿态的改变使右脚跟牢牢地固定在沙子中，从而使左臀向下放松，使其"臣服"于重力，同时提升并打开胸部。颈部向上、向后伸展。睁大眼睛，看向上面宽广的蓝天——无比壮美。这在瑜伽馆里是绝对看不到的！

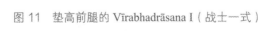

图 11　垫高前腿的 Vīrabhadrāsana I（战士一式）

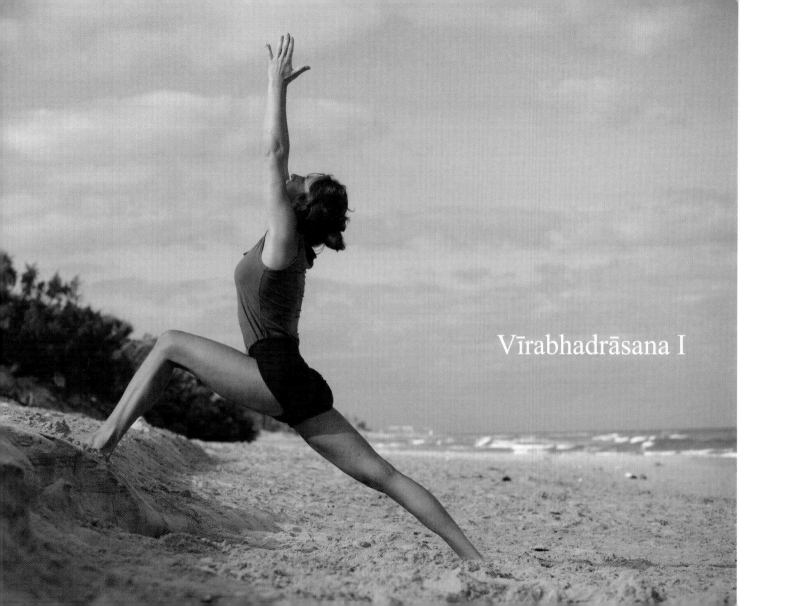

Vīrabhadrāsana I

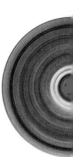

正如之前所述，沙子比瑜伽馆里的辅具更具有灵活性。在沙滩上有不同角度和高度的沙丘，可以让习练者体验将前腿放置在不同高度的效果。沙丘的这一辅助作用适用于所有伸展腿的站立体式，如 Vīrabhadrāsana II（战士二式）和 Parivṛtta Trikoṇāsana（三角扭转伸展式）。即使是 Parivṛtta Pārśvakoṇāsana（侧角扭转伸展式）（图 12）这样具有挑战性的体式，以这种方式习练也会变得更轻松。

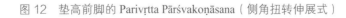

图 12　垫高前脚的 Parivṛtta Pārśvakoṇāsana（侧角扭转伸展式）

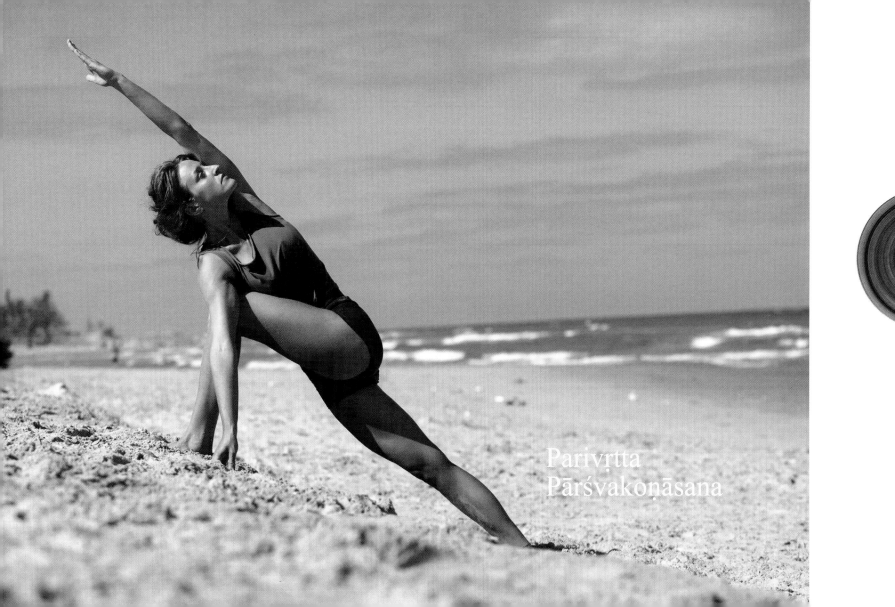

Parivṛtta
Pārśvakoṇāsana

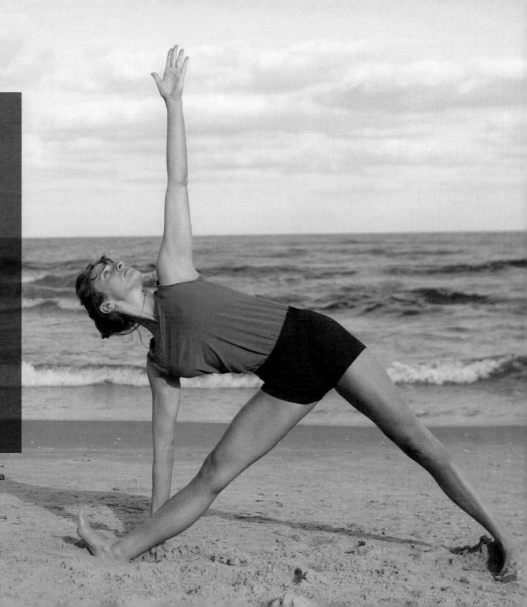

固定脚

任何站立体式的根基都是脚；它们必须结实地抓住地面才可以为整个身体提供坚实的根基和稳定性。如图 13 和图 14 所示，将前脚插入沙子中，可以激活前腿并减小对跟腱的压力（在这个体式中，跟腱可能会承受很大的负荷）。

事实上，习练者可能会注意到，在沙滩上是没有必要使用瑜伽垫的。沙子是其绝佳的替代品。

图 13　将前脚固定在沙子中的 Utthita Trikoṇāsana（三角伸展式）

观察如何将前脚脚跟放置在一个小沙坑中，以使前腿稳固。这也会改变脚和小腿之间的角度，使其成直角，有助于激活脚和腿。

在瑜伽馆里，习练者可以用半圆瑜伽砖支撑脚（图 15），但沙子更适合这个用途。

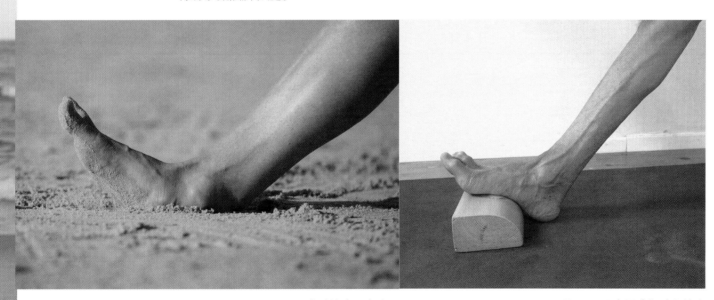

图 14　在沙坑中固定脚跟　　　　　图 15　用半圆瑜伽砖支撑脚

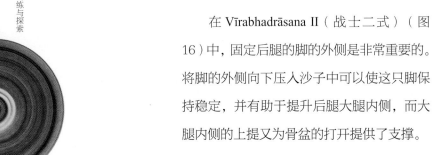

在 Vīrabhadrāsana II（战士二式）（图 16）中，固定后腿的脚的外侧是非常重要的。将脚的外侧向下压入沙子中可以使这只脚保持稳定，并有助于提升后腿大腿内侧，而大腿内侧的上提又为骨盆的打开提供了支撑。

图 16　将后脚固定在沙子中的 Vīrabhadrāsana II（战士二式）

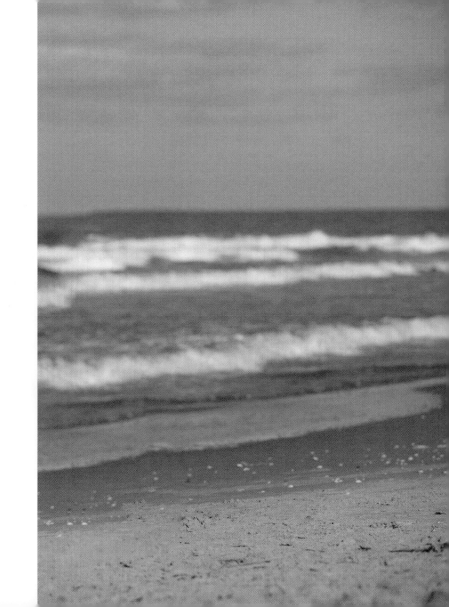

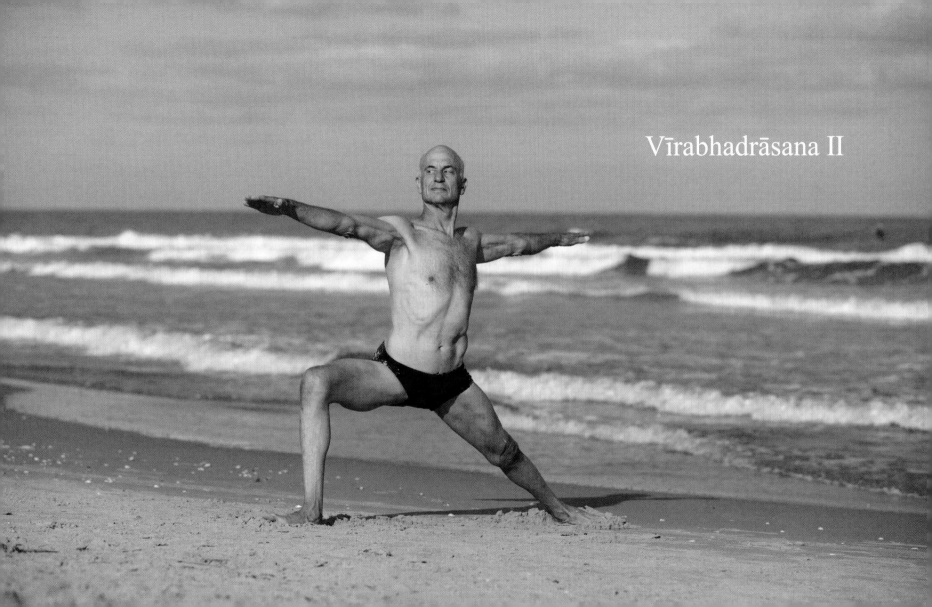

Vīrabhadrāsana II

在 Prasārita Pādōttānāsana（双角式）（图 17）中，两只脚的外侧均可以插进沙子中来保持双脚的固定。

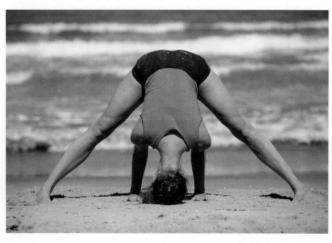

图 17　双脚固定的 Prasārita Pādōttānāsana（双角式）

单臂支撑

在习练像 Utthita Pārśvakoṇāsana（侧角伸展式）和 Ardha Candrāsana（半月式）这样的站立体式（图 18）时，需要将一只手放在地上作为支撑。一些习练者发现手很难接触到地面（或地板），只能借助瑜伽砖来完成。但如果在沙滩上，只要按照所需高度堆砌一个小沙丘就可以了。还可以借助沙滩上的台阶位差或斜坡，将脚放在较低的地面上达到同样的效果。

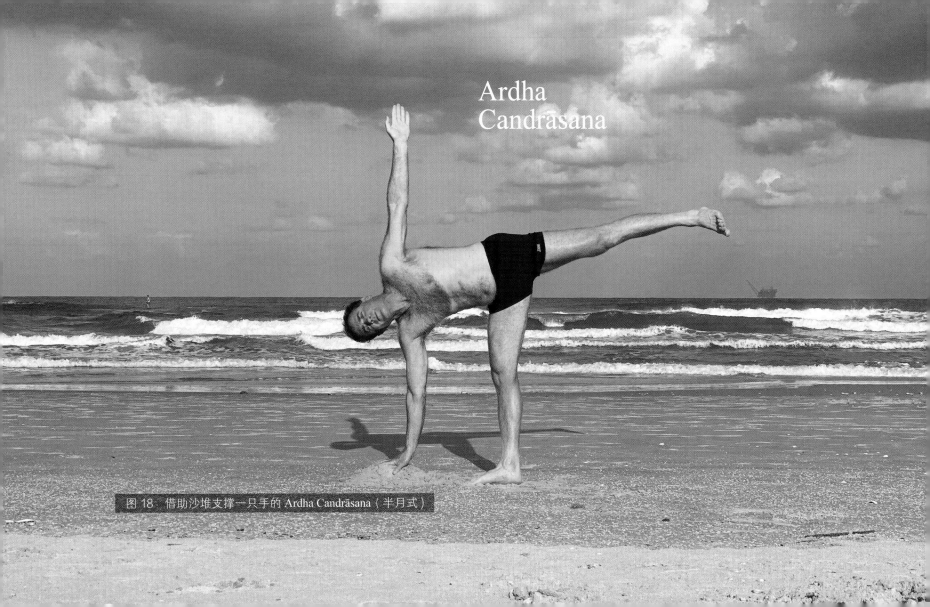

Ardha
Candrāsana

图 18　借助沙堆支撑一只手的 Ardha Candrāsana（半月式）

坐立体式

借助沙丘和沙坑

在许多坐立体式中，习练者经常需要在臀部下方使用一些辅具做支撑，以帮助躯干从臀部向上伸展。在瑜伽馆里，习练者经常用折叠的毯子做支撑；而在沙滩上，则可以堆出一个小沙丘并坐在上面。习练者可以把臀部垫高，同时把脚插入沙子中。图19展示了一个为Vīrāsana（英雄式）准备的"沙垫"。图20为双脚低于臀部的Vīrāsana（英雄式）。

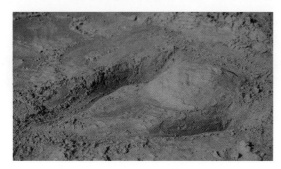

图 19　为 Vīrāsana（英雄式）准备的"沙垫"

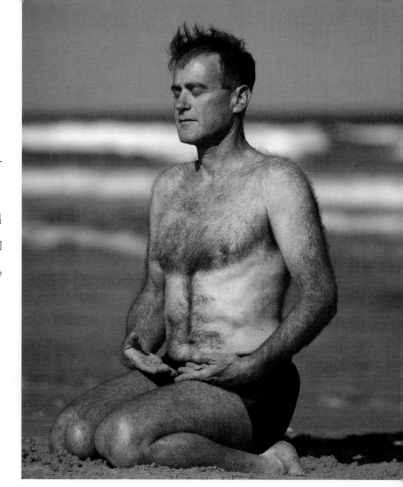

图 20　双脚低于臀部的 Vīrāsana（英雄式）

同样的方法也可用于其他坐立体式，如 Baddha Koṇāsana（束角式）（图 21）和 Marīchyāsana（圣哲玛里琪式）（图 22）。

做 Padmāsana（莲花式）（图 23）时，先弯曲左腿会导致右膝抬高。为了坐得更稳，可将左膝插入沙子中，同时用沙子支撑右膝。

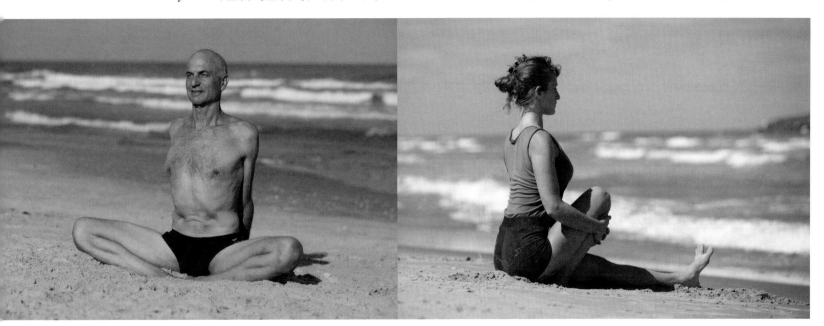

图 21　双脚低于臀部的 Baddha Koṇāsana（束角式）　　　　图 22　脚跟插入沙坑中的 Marīchyāsana（圣哲玛里琪式）

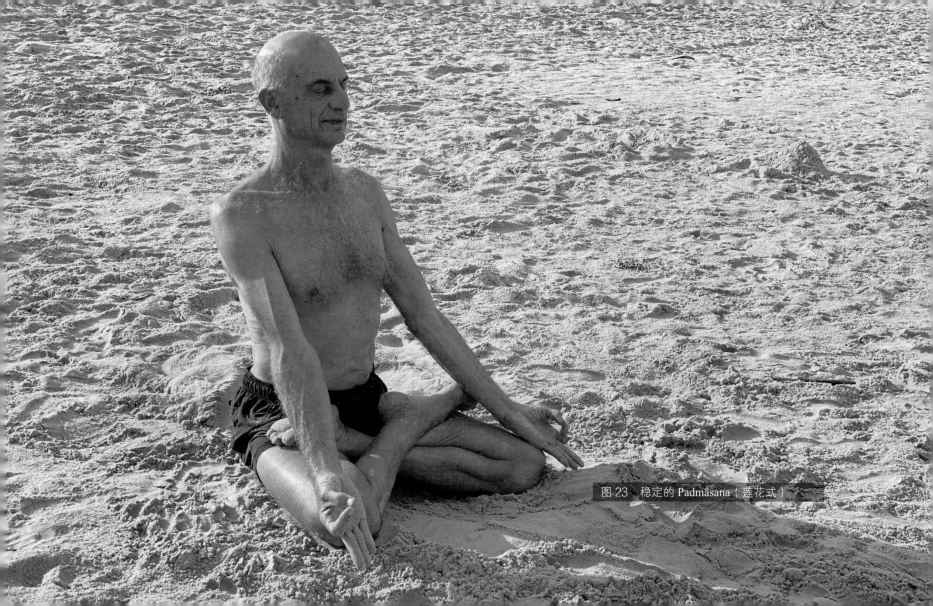

图 23　稳定的 Padmāsana（莲花式）

倒立体式

在沙滩上习练 Śīrṣāsana（头倒立式）（图24）是一种奇妙的经历！在习练时，大海从一个陌生的角度——海平面映入眼帘。视角的变化与体式的强烈生理和心理效应相结合，创造出一种独特的感觉。这时可以尝试：在倒立状态下，将目光锁定在蓝色的大海与浅蓝色的天空相交的地平线上。如果此时有路人走到你的眼前，尽量不要看向他们，而是保持目光稳定，盯着地平线。

图 24　在沙滩上习练 Śīrṣāsana（头倒立式）

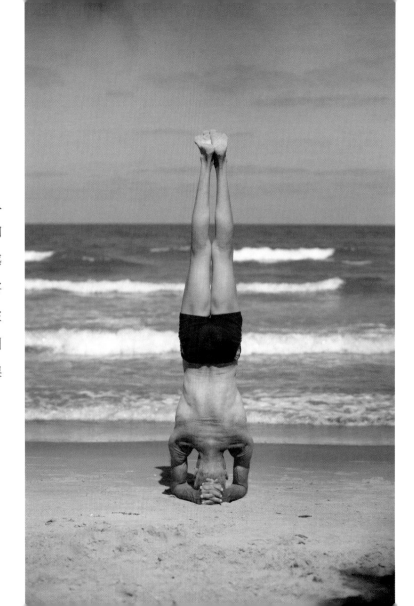

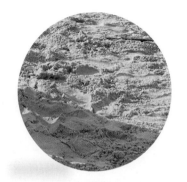

对于那些努力尝试不借助墙壁习练平衡的习练者来说，沙滩是学习平衡的极佳地点。当习练者在柔软的沙滩上习练时，对摔倒在坚硬地板上的恐惧自然会减轻。如果摔倒了，习练者可以再试一次，直到掌握了平衡。这可能需要尝试多次，但随着时间的推移，习练者终会成功。

抬起头并弯曲小臂

对许多人来说，大臂的长度要大于头部与颈部的长度之和。在这种情况下，做 Śīrṣāsana（头倒立式）时需要稍微垫高头部，以更好地抬起肩部。在瑜伽馆里，习练者通常用折叠的瑜伽毯垫高头部（图 25）。

在沙滩上，习练者可以堆砌一个沙包支撑头部，如图 26 所示。

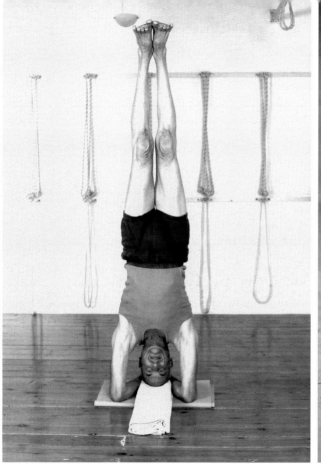

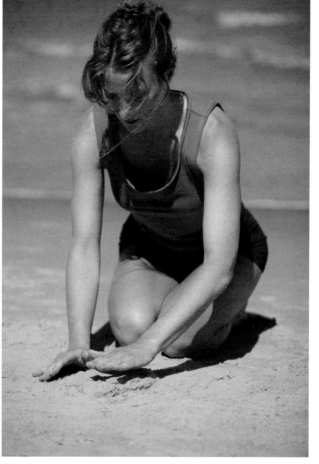

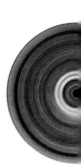

图 25　在 Śīrṣāsana（头倒立式）中用折叠的瑜伽毯垫高头部

图 26　为 Śīrṣāsana（头倒立式）堆砌沙包支撑头部

在做 Śīrṣāsana（头倒立式）时，肘部的稳定对达到较好的习练效果至关重要。小臂和肘部是这个体式的基础：如果它们不稳定，习练者在做这个体式时身体就会摇晃。在瑜伽馆，可以用瑜伽带固定肘部（图 27）。

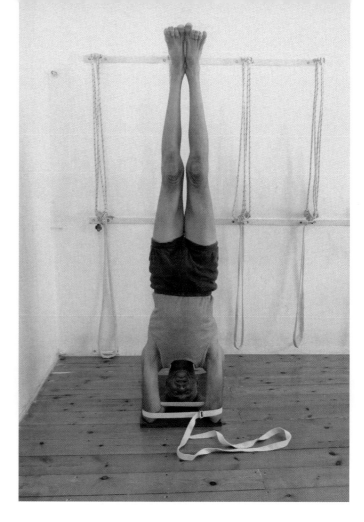

图 27　用瑜伽带固定肘部的 Śīrṣāsana（头倒立式）

在沙滩上，习练者可以为小臂挖出一条三角形的沙沟（图28）。把小臂放在沟里会使小臂非常稳定，如图29所示。

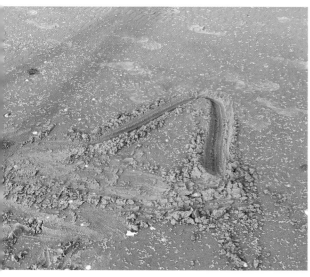

图28　为小臂挖出的三角形的沙沟

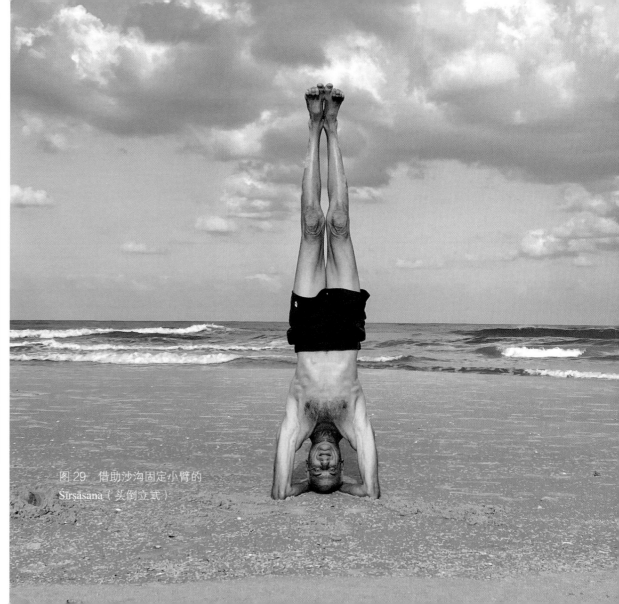

图29　借助沙沟固定小臂的 Śīrṣāsana（头倒立式）

同样的方法也可以应用于 Pīnchā Mayūrāsana（孔雀起舞式），但此时需要挖出相互平行的两条沙沟（图30）。在瑜伽馆，习练者通常会双手夹砖，用瑜伽带固定手肘。将小臂放置在平行的沙沟中的 Pīnchā Mayūrāsana（孔雀起舞式）如图31所示。

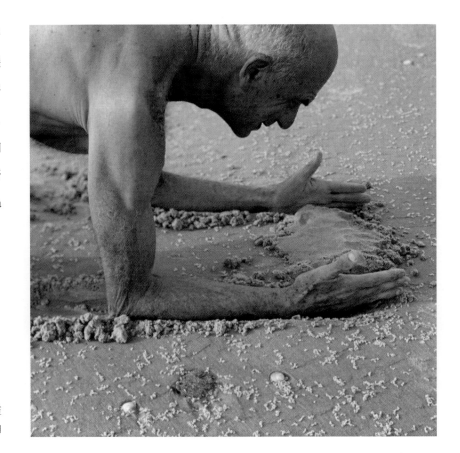

图30　为 Pīnchā Mayūrāsana（孔雀起舞式）挖出的相互平行的两条沙沟

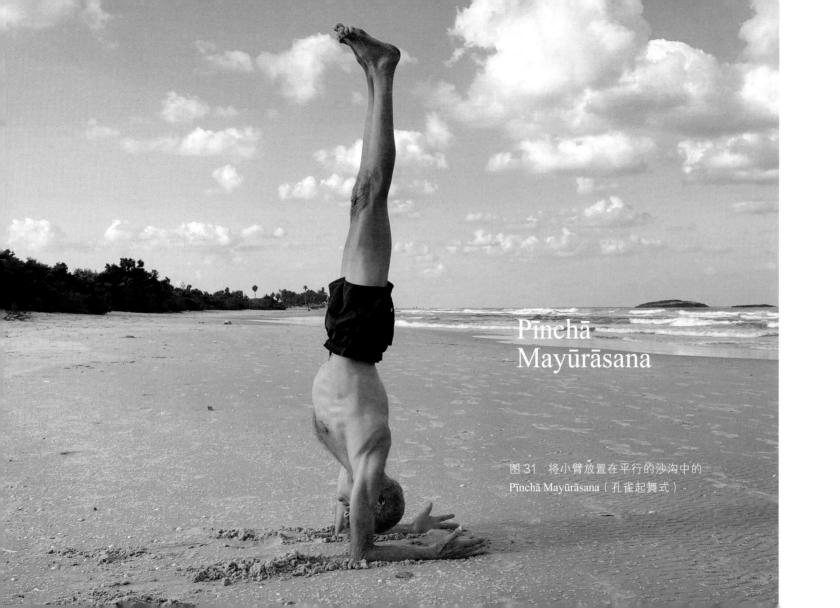

Pīnchā
Mayūrāsana

图 31　将小臂放置在平行的沙沟中的
Pīnchā Mayūrāsana（孔雀起舞式）

做户外习练 Sarvāṅgāsana（肩倒立式）是特别困难的。在瑜伽馆，我们可以用五条瑜伽毯或其他辅具搭建一个高于地面的平台（图 32），但是我们并不想带着这些辅具去沙滩。

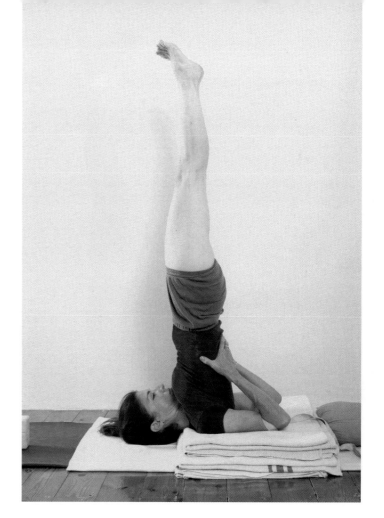

图 32　在用瑜伽毯搭建的高于地面的平台上完成的Sarvāṅgāsana(肩倒立式)

幸运的是，发挥一点创意即可在沙滩上找到一个绝佳的替代方式：降低头部的高度，而不是增加肩膀和大臂的高度。如图33所示为将头嵌入沙坑的Sarvāṅgāsana（肩倒立式）。

挖一个大约5厘米深的沙坑，足够放置头部（图34）。让沙坑的边缘与颈部的皮肤契合，然后用毛巾盖在沙坑上，防止沙子弄脏头发。

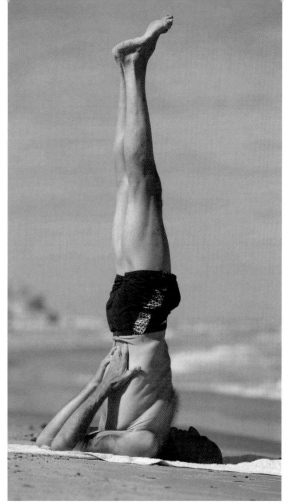

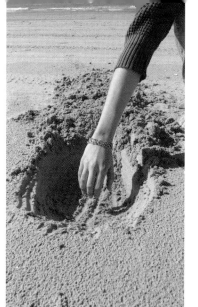

图34　为Sarvāṅgāsana（肩倒立式）准备的沙坑

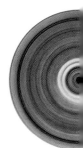

图33　将头嵌入沙坑的Sarvāṅgāsana（肩倒立式）

Sarvāṅgāsana（肩倒立式）循环

在做 Sarvāṅgāsana（肩倒立式）循环时，将头部放在较低的沙坑里更有优势。例如，当变换到 Halāsana（犁式）（图 35）时，双脚与肩部在同一平面上（而不是更低）。

当将双腿弯曲到 Karṇa Pīṇḍāsana（膝碰耳犁式）（图 36）时，膝盖可以放在沙子上（在瑜伽馆时，若习练者肩下方用平台支撑，双膝落地就太低了，通常就让双膝悬空）。

当由 Sarvāṅgāsana（肩倒立式）向后弯进入 Setu Bandha Sarvāṅgāsana（桥式肩倒立式）（图 37）时，习练者不需要将脚放到低于肩膀的位置。这使得转换更容易、更自然。

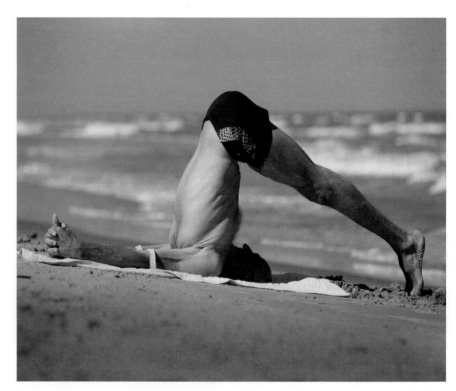

图 35　双脚与肩部在同一平面上的 Halāsana（犁式）

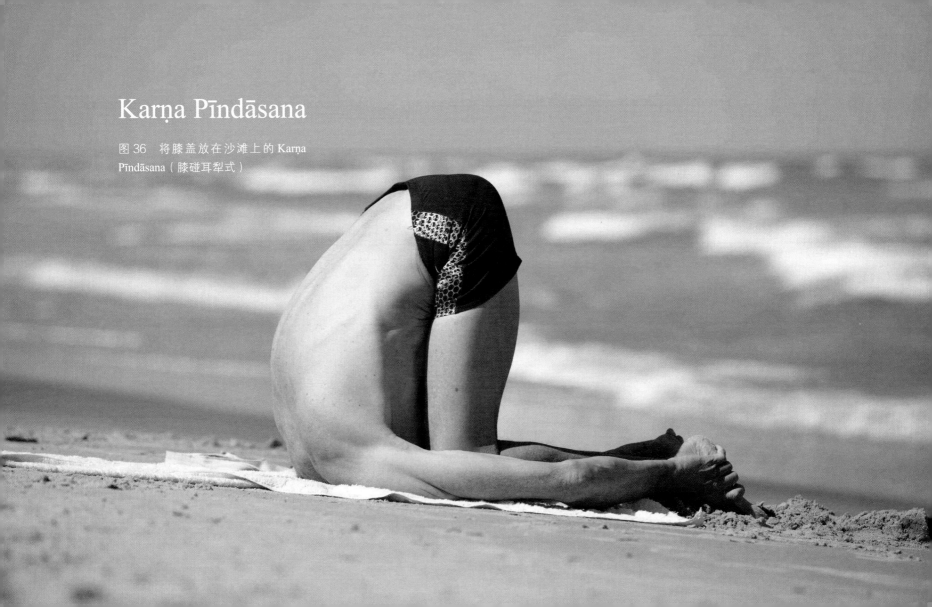

Karṇa Pīndāsana

图 36 将膝盖放在沙滩上的 Karṇa
Pīndāsana（膝碰耳犁式）

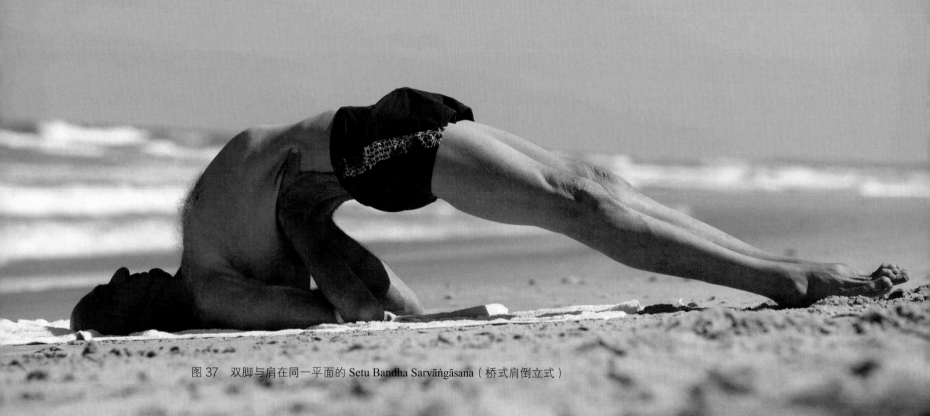

图 37　双脚与肩在同一平面的 Setu Bandha Sarvāṅgāsana（桥式肩倒立式）

前屈伸展体式

借助斜坡

在做前屈伸展体式时，许多习练者需要坐得很高，才能有效地向前伸展躯干。在瑜伽馆，习练者可以借助辅具完成，如坐在抱枕上，甚至可以坐在瑜伽椅上，如图 38 所示。

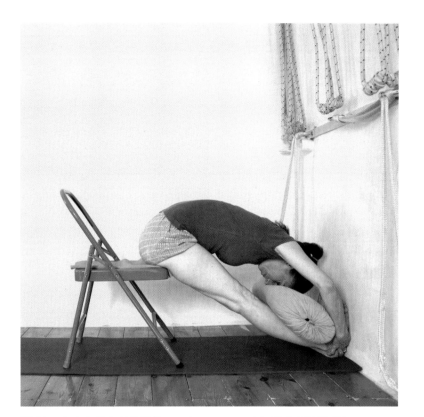

图 38　坐高身体向前伸展的 Paścimottānāsana（加强背部伸展式）

然而，在沙滩上，沙子可以为这一体式提供舒适且可调节的支撑（图39、图40）。

图39　脸朝上阶段的Paścimottānāsana（加强背部伸展式）

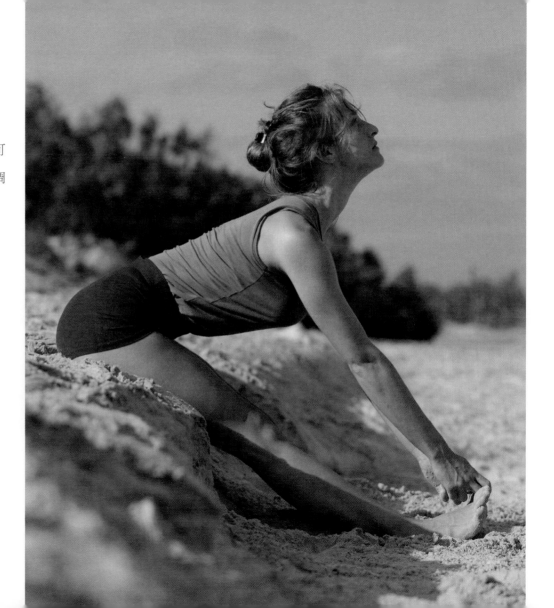

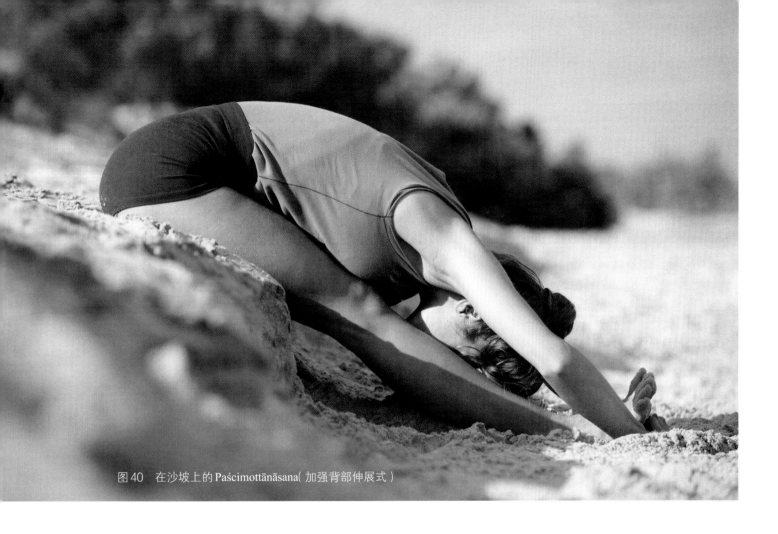

图 40　在沙坡上的 Paścimottānāsana（加强背部伸展式）

借助沙丘和洼地

　　本书展示的适用于坐立体式的方法对于许多向前伸展体式也是非常有效的,例如,Adho Mukha Baddha Koṇāsana（脸朝下束角式）（图 41）、Jānu Śīrṣāsana（头碰膝前屈伸展式）（图 42、图 43）和 Trianga Mukha Eka Pāda Paścimottānāsana（半英雄前屈伸展式）。

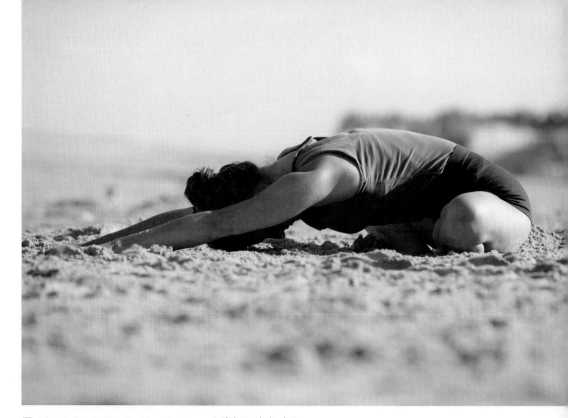

图 41　Adho Mukha Baddha Koṇāsana（脸朝下束角式）

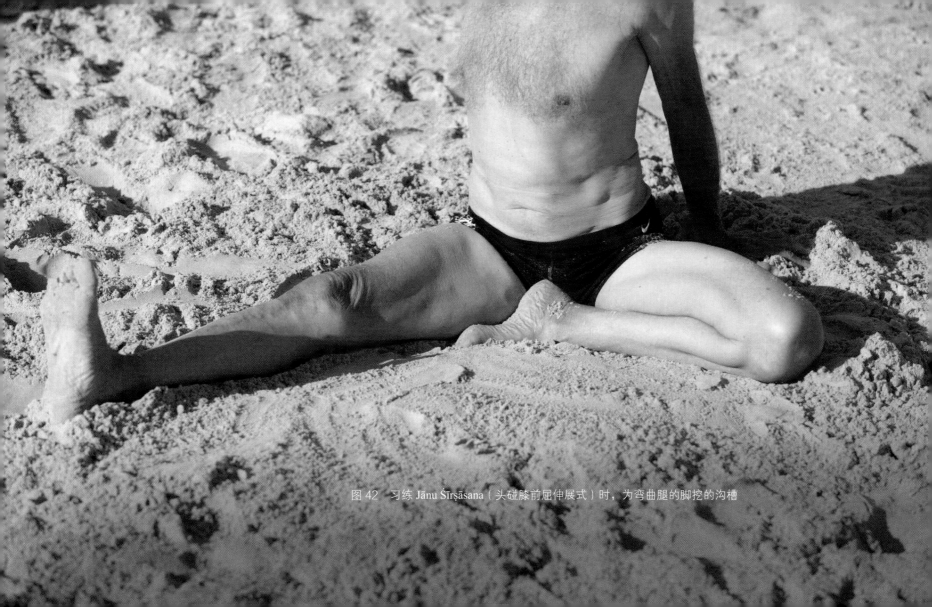

图 42　习练 Jānu Śīrṣāsana（头碰膝前屈伸展式）时，为弯曲腿的脚挖的沟槽

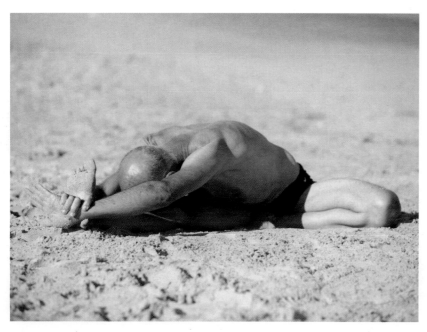

图 43　Jānu Śīrṣāsana（头碰膝前屈伸展式）

扭转体式

为一只脚挖一个沙坑或一个沟槽的方法同样也适用于 Marīchyāsana III（圣哲玛里琪三式）（图 44）。

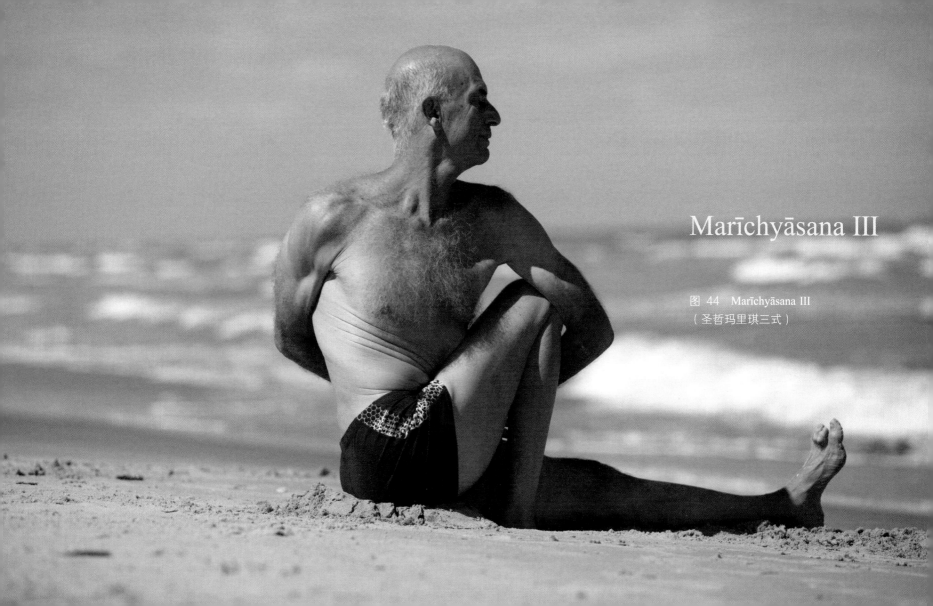

Marīchyāsana III

图 44　Marīchyāsana III

（圣哲玛里琪三式）

后弯体式

借助斜坡

Ūrdhva Mukha Śvānāsana（上犬式）是一个基础的后弯体式。垫高双手可以使脊柱更好地弯曲，胸腔更好地打开。在瑜伽馆，习练者通常借助瑜伽砖或瑜伽椅来习练，如图 45 所示。

在沙滩上，习练者可以借助沙坡习练此体式，利用沙坡垫高双手更具有灵活性（图 46）。

图 45　借助瑜伽椅垫高双手的 Ūrdhva Mukha Śvānāsana（上犬式）

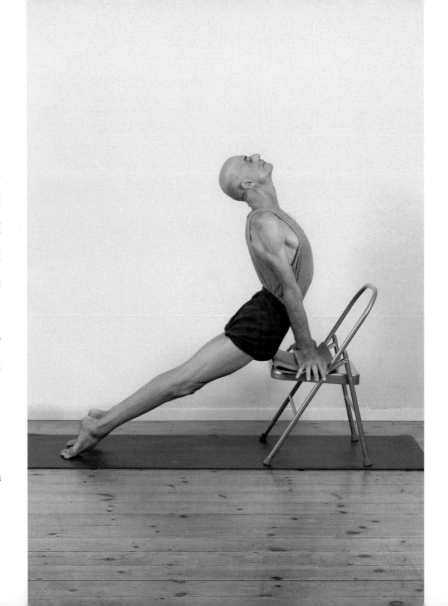

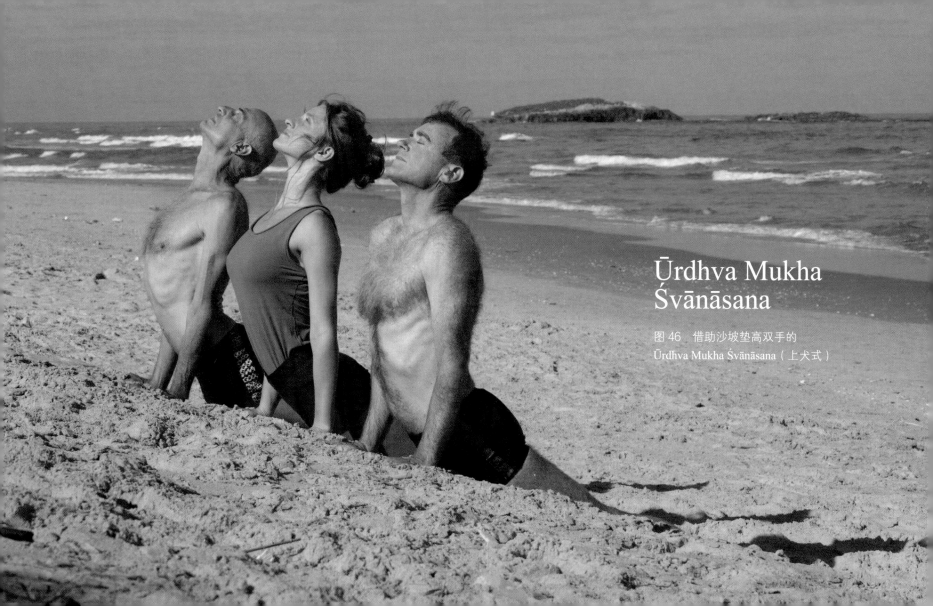

Ūrdhva Mukha Śvānāsana

图 46　借助沙坡垫高双手的
Ūrdhva Mukha Śvānāsana（上犬式）

在 Ūrdhva Dhanurāsana（上弓式）中抬起双脚（和下半身），有助于抬高骨盆和伸展下背部。如果腰椎区域受压，可试着抬高双脚。如图 47 所示，将双脚放在一个小沙丘上有助于更好地进入此体式。一旦撑起身体，习练者会发现伸直双臂，并使它们垂直于地面变得更容易了。如果习练者发现难以撑起身体，那就选择一个低一些的沙丘。

在坚硬的地面上完成从 Tāḍāsana（山式）到 Ūrdhva Dhanurāsana（上弓式）（图 48 ~ 图 52）极具挑战性，甚至会令人胆怯。因为习练者后弯时看不见身后，所以常常会产生对未知状况的担忧。事实上，担心摔倒在坚硬地面上的心理是自然的，也是合理的（如果不谨慎的话，确实可能会发生危险）。在瑜伽馆，习练者可以借助墙面来习练。但墙面是垂直的，不能为双手提供良好的支撑。在沙滩上，习练者可以使用沙坡或沙台阶来减小后弯下降的高度，双手不必落到与双脚平齐的地面上。此外，柔软的沙子会保护习练者。

后弯需要下降的高度可以通过改变习练者与斜坡的距离进行调节。一开始可以离斜坡近一点，眼睛看着斜坡的顶部。习练者变得更加自信后，可以一点点进一步向后弯。一旦习练者在沙滩上掌握了这一体式，便会觉得在室内尝试时也有了安全感。

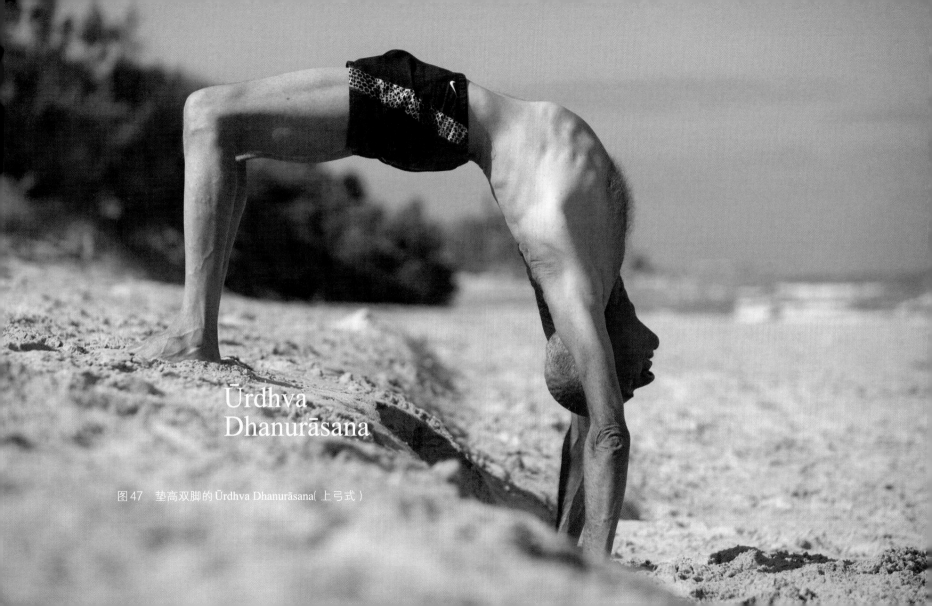

Ūrdhva
Dhanurāsana

图 47　垫高双脚的 Ūrdhva Dhanurāsana（上弓式）

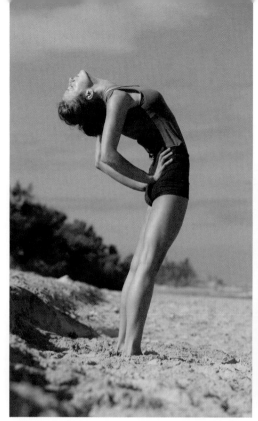

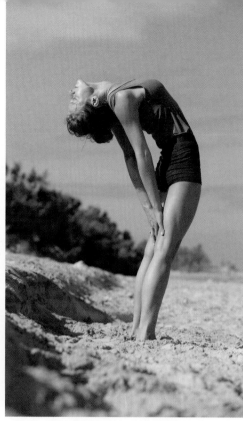

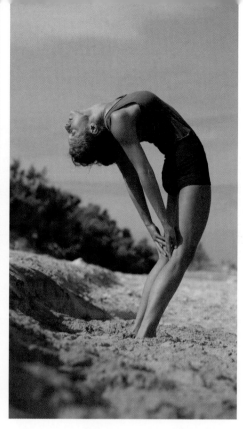

图 48　从 Tāḍāsana（山式）到 Ūrdhva Dhanurāsana（上弓式）的第一步：从直立开始，提起并打开胸腔，将尾骨向内收

图 49　从 Tāḍāsana（山式）到 Ūrdhva Dhanurāsana（上弓式）的第二步：保持胸腔的提高，进一步后弯，将双手放在大腿之间

图 50　从 Tāḍāsana（山式）到 Ūrdhva Dhanurāsana（上弓式）的第三步：稍微屈膝，进一步后弯，直到看到身后的沙子

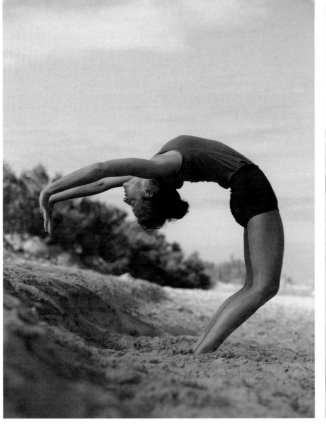

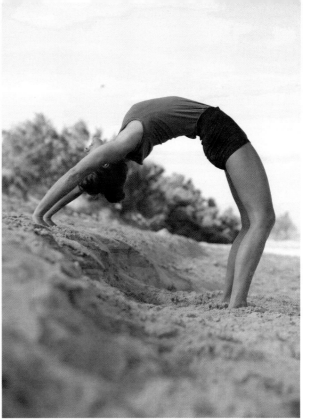

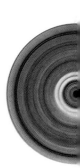

图 51　从 Tāḍāsana（山 式）到 Ūrdhva
Dhanurāsana（上弓式）的第四步：双臂伸
过头顶，下落

图 52　Ūrdhva Dhanurāsana（上弓式）
完成体式：一旦双手接触到沙子，向下
推地以支撑胸腔

作为修复体式的 Dwi Pāda Viparīta Daṇḍāsana（双脚内收直棍式）或 Eka Pāda Viparīta Daṇḍāsana（单脚内收直棍式）（图53），则可借助沙子形成的曲面为支撑，依坡而躺。这会令习练者感觉非常惬意，因为沙子为背部和头部提供了充分的支撑，习练者可以放松并享受胸腔的打开和这种状态下的深呼吸。

图53　在沙坡上的 Eka Pāda Viparīta Daṇḍāsana（单脚内收直棍式）

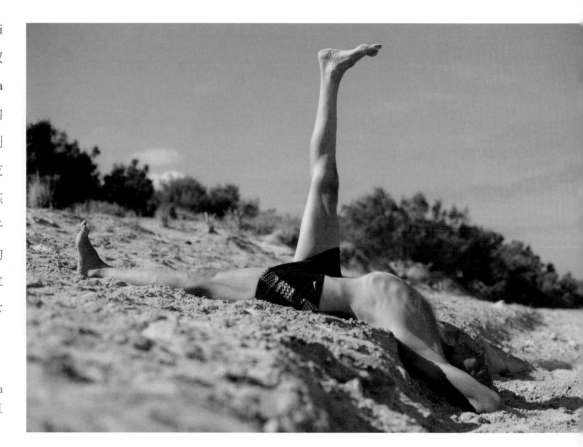

借助沙丘、沙坑和沟槽

　　使用沙丘、沙坑和沟槽可以帮助习练者完成一些高阶体式，如Eka Pāda Rājakapotāsana（单腿鸽王式）（图54）和Hanumānāsana（神猴哈奴曼式）（图55）。

　　在Hanumānāsana（神猴哈奴曼式）中，堆砌一个沙堆可以支撑前腿一侧的臀部，减少前腿腘绳肌的拉伸。甚至，前脚跟也可以插入沙子中。

图54　前脚置于沟槽中，臀部下用一个沙堆支撑的Eka Pāda Rājakapotāsana（单腿鸽王式）

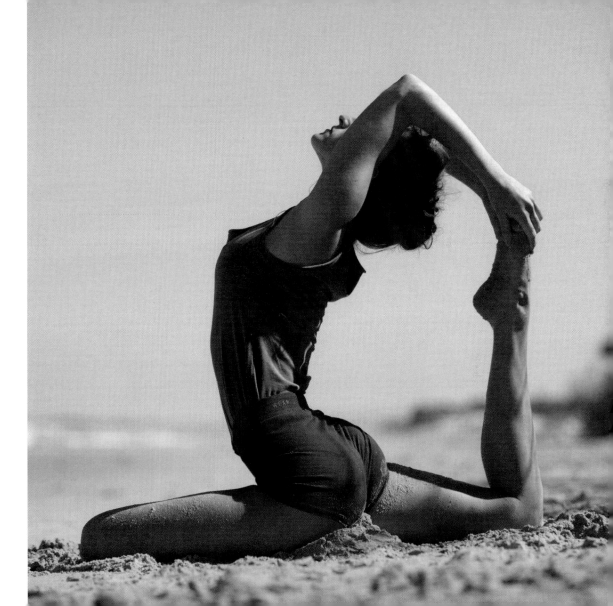

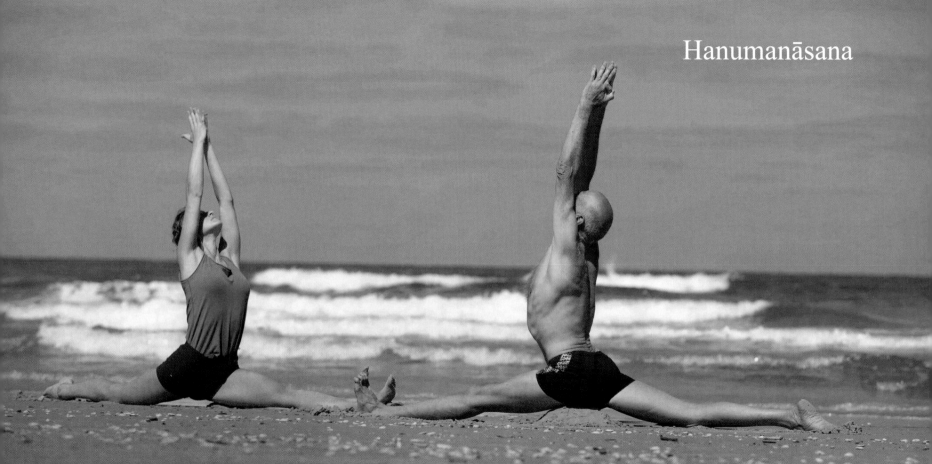

Hanumanāsana

图 55 臀部用沙堆支撑的 Hanumanāsana（神猴哈奴曼式）

手臂平衡体式

从平坦地面进入 Bakāsana（鹤
禅式）需要极强的力量和控制力。
而从高一些的平面进入这个体式则
会容易得多（图56）。以Mālāsana（花
环式）的姿势蹲立在沙坡上，双手
放在坡下；然后将身体重心慢慢地
转移到手上，抬起双脚。

图 56 从高一些的平面进入
Bakāsana（鹤禅式）

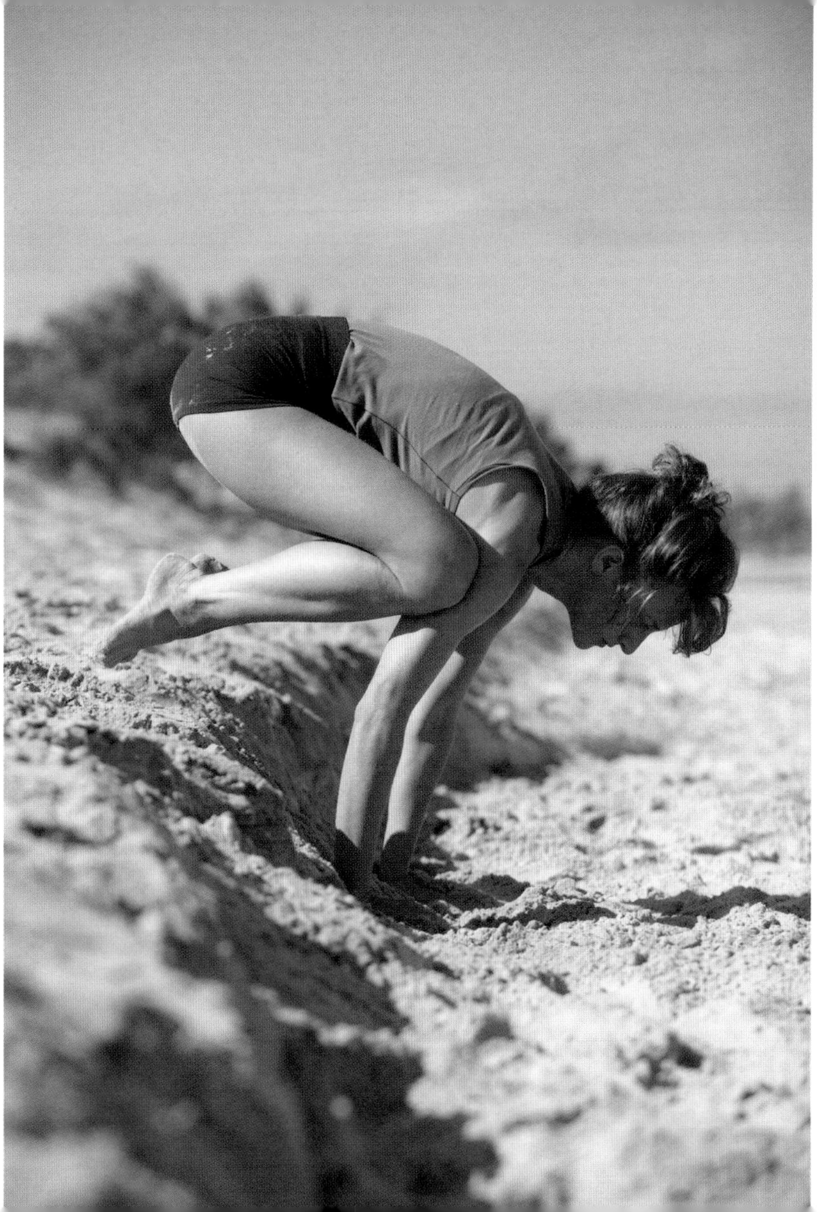

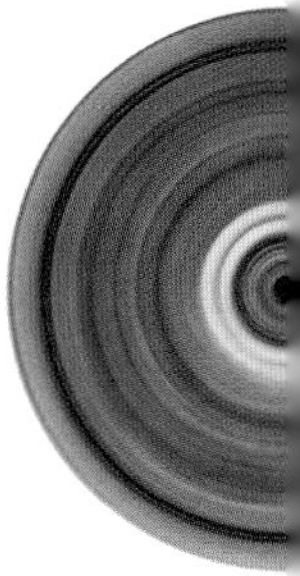

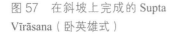

仰卧体式

　　若以 Supta Vīrāsana（卧英雄式）放松，可借助一个斜坡，头朝向斜坡上方并将脚插入沙子中（图 57）。斜坡可以很好地替代抱枕或其他有助于保持舒适姿态的辅具。沙子能为这个体式提供合适的支撑。将脚插入斜坡下方的沙子中，可以减少脚踝的拉伸；沙子对背部的支撑也可以根据习练者的需要进行调整。

图 57　在斜坡上完成的 Supta Vīrāsana（卧英雄式）

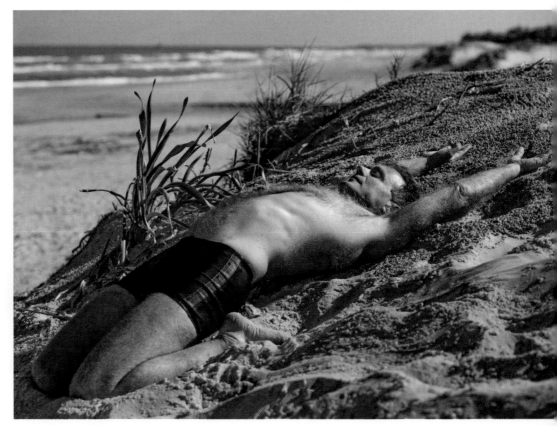

与同伴一起在沙滩上习练

图 58 ~ 图 63 展示了与同伴一起在沙滩上习练的创意合作方式。

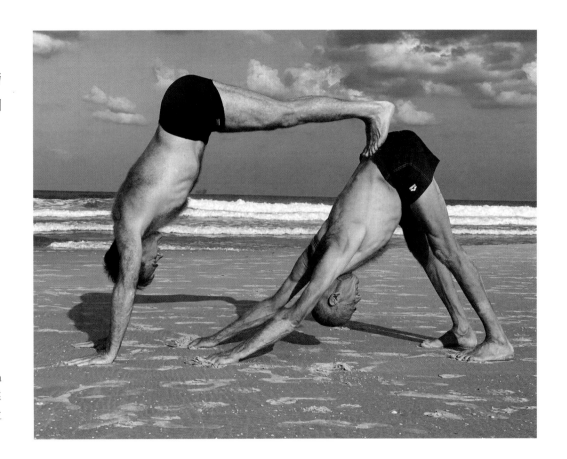

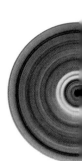

图 58　Adho Mukha Śvānāsana（下犬式），同伴则是在习练 Adho Mukha Vṛkṣāsana（手倒立式）

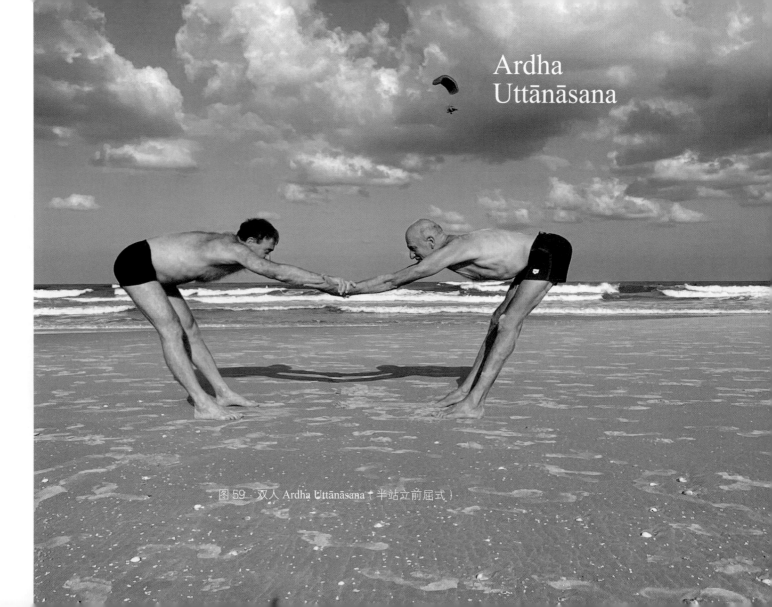

Ardha
Uttānāsana

图 59　双人 Ardha Uttānāsana（半站立前屈式）

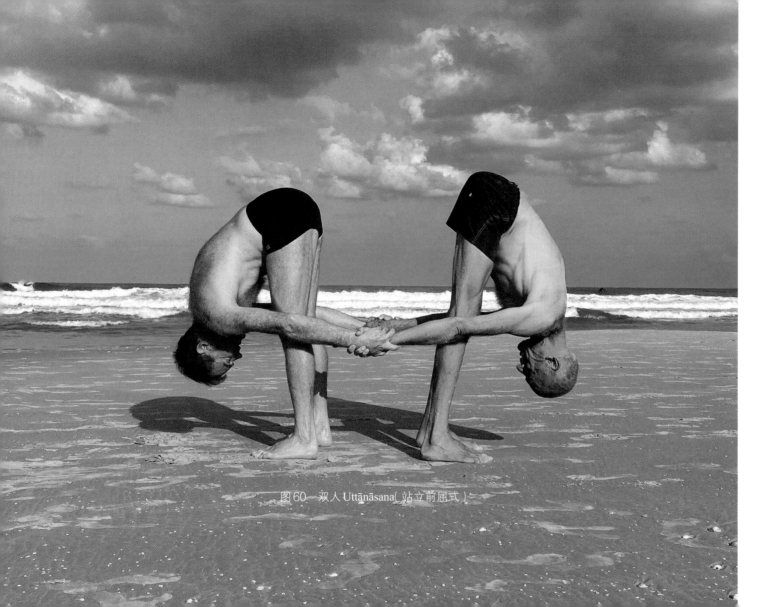

图60 双人 Uttānāsana(站立前屈式)

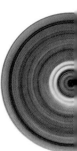

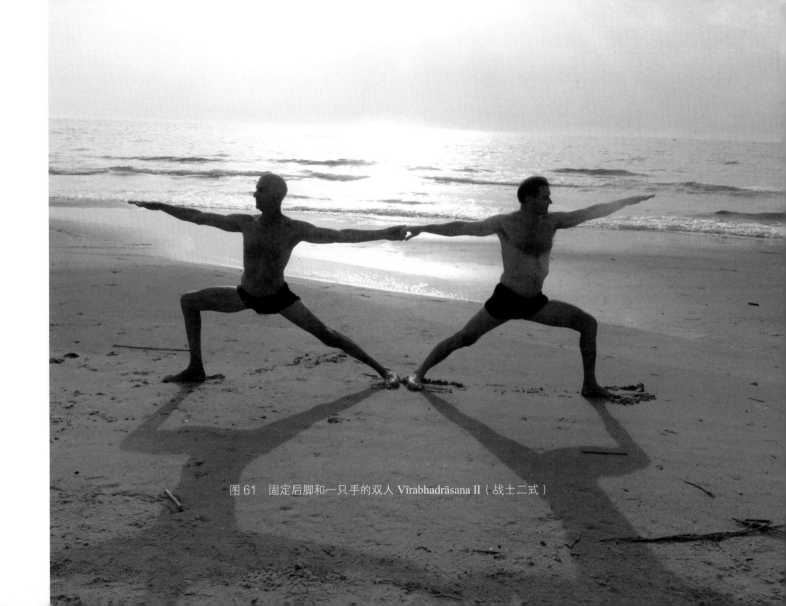

图 61　固定后脚和一只手的双人 Vīrabhadrāsana II（战士二式）

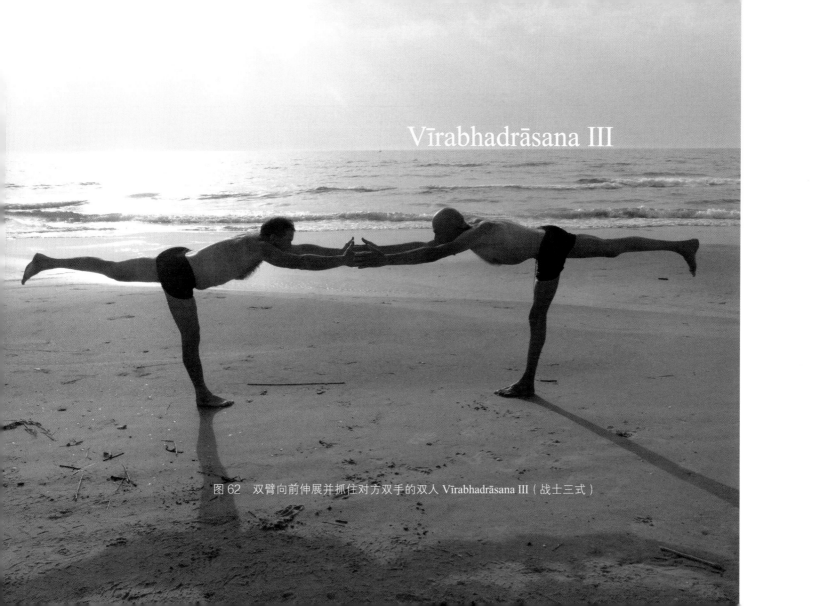

Vīrabhadrāsana III

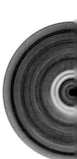

图 62 双臂向前伸展并抓住对方双手的双人 Vīrabhadrāsana III（战士三式）

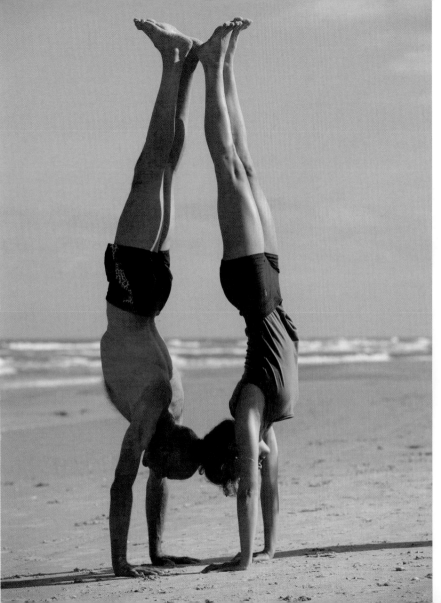

在沙滩上：用沙子作为天然辅具

图 63　双人 Adho Mukha Vṛkṣāsana
（手倒立式）

Śavāsana（挺尸式）

在做 Śavāsana（挺尸式）时，习练者可以感觉到被大地拥抱和在地球的引力作用下的完全放松。习练者可以把四肢伸进沙子里，直到整个身体都真正贴靠在沙子上。通常，我在做完 Sarvāṅgāsana（肩倒立式）后会立刻做 Śavāsana（挺尸式），这样就可以直接滑进做 Sarvāṅgāsana（肩倒立式）时挖的沙坑里，把骨盆放进去。然后，我堆起一些沙子，在手下形成一个特别舒服的枕头形状（图 64）。我觉得自己像在母亲子宫里的胎儿一样安全，被包裹着！

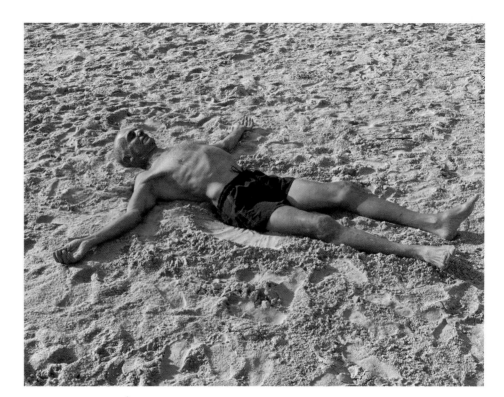

图 64　在沙滩上的 Śavāsana（挺尸式）

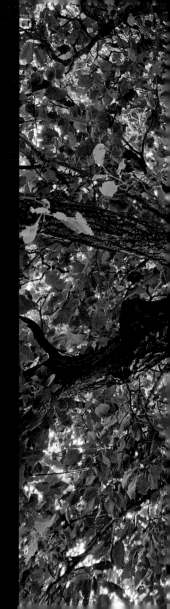

師法自然——瑜伽習練與探索

pranayama

在樹林中：
用樹木作為天然輔具

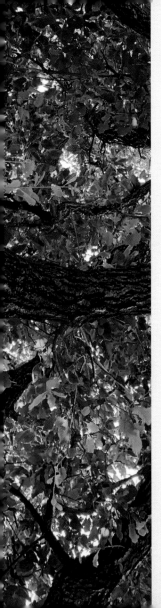

第二章

在树林中：
用树木作为天然辅具

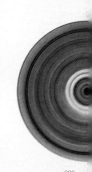

到树林里来，这里是休憩心灵的地方……

——约翰·缪尔

在树林中：
用树木作为天然辅具

pratyāhāra

与岩石和沙子不同，树木是活的；我们可以觉察到它的生命力。触摸或拥抱一棵树与触摸或拥抱一块石头的感觉是完全不同的。这就是很多人喜爱拥抱树木和进行森林浴①的原因之一。在森林里，我们可以感受到森林的生机、树木珍贵且宁静的活力和鸟儿欢快的叫声——所有这些都营造出一种有利于瑜伽习练的特别环境。我通常把树木视为比我们更早来到森林的聪慧老友。它们不仅比我们早来到森林，而且会在我们离开之后一直留在这里。我记得《小王子》中的一句话，人类"是没有根的，这使他们的生活非常困难"。所以，我一直很尊重树木，因为它们不但安静而稳定，而且无比坚韧，可以在恶劣的风暴环境中生存。

习练瑜伽的一个要素便是"扎根"，很好地扎根，而体式则是稳定和伸展的。然而，一棵随风微微摇曳的树所呈现的动态稳定，如做 Vrksāsana（树式）所感受到的那样，和一座纹丝不动的山所呈现的稳定，如 Tāḍāsana（山式），是有区别的。当在瑜伽体式中保持平衡时，无论是靠双脚、双手，还是头部，我总是联想到树木所展现的那种动态平衡，一种经受风吹而不失去根基的平衡（树身动，树根不动）。这是树木给予我们的一个很好的启示。因为人的身体是有机体，不能像岩石一样坚实，需要不断调整肌肉和大脑。换句话说，平衡是作用力与反作用力相互作用的结果。

双人与一棵树的 Utthita Trikoṇāsana（三角伸展式）如图 65 所示。在 B. K. S. 艾扬格所著的《瑜伽之树》中，他用树来比喻阿斯汤加瑜伽的八支。一棵树就如同瑜伽之旅一样，以大地为根基，向上延伸，结出果实。在这个比喻中，持戒（yama）被比作树根；内修（niyama）被比作树干；体式（asanas）被比作树枝；调息（prānāyāma）被比作树叶；制感（pratyāhāra）被比作树皮；执持或专注（dhāraṇā）被比作树汁；冥想（dhayāna）被比作花朵；最后，三昧（samādhi）是瑜伽之旅的终点，它被

图 65　双人与一棵树 Utthita Trikoṇāsana（三角伸展式）

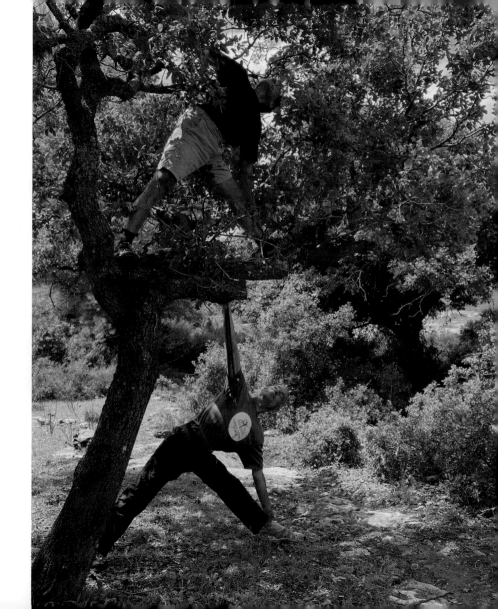

比作树木最甜美的精华——
果实。

正如引言中提到的，
人类最开始习练瑜伽的地点
就是印度的森林。在《奥义
书》（*Upaniṣads*）里有很多
关于瑜伽士独自生活在丛林
中的故事。在树上的 Utthita
Trikoṇāsan（三角伸展式）如
图 66 所示。

图 66　在树上的 Utthita Trikoṇāsan
　　　（三角伸展式）

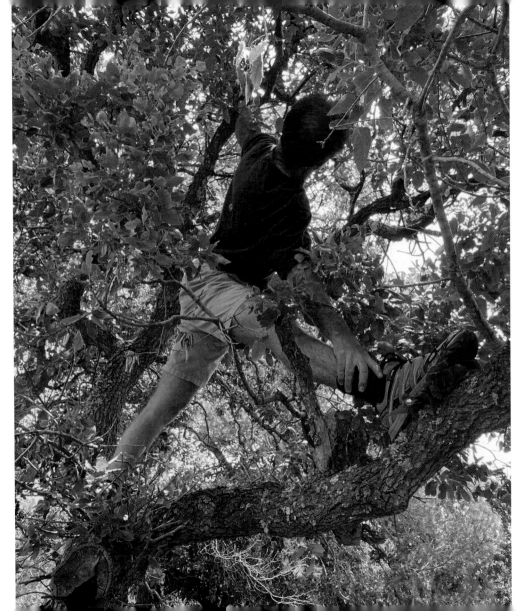

奥哈德的体验

　　我从小就喜欢爬树。童年的记忆中有很多爬树带来的体验：例如，采摘喜欢的果实；触摸光滑的桉树皮、粘手的地中海松树或纹理粗糙的橡树树干。这就是为什么我会对在树旁或树上习练瑜伽的想法如此感兴趣。我觉得我和树有缘。靠近它们，追随树影的移转，看着它们独特的形状以及特有的美丽，都会唤起许多情感和回忆。

　　沙滩是我们最熟悉的环境，但（受疫情影响）无法进入。去西奈半岛也是不可能的。因此，我们很自然地想到去探索住宅周围美丽的森林，看看它们能提供什么样的习练环境。我们开始了每周或两周一次的短途旅行，探索借助树木习练的可能性。我妻子米卡尔会带着相机与我们一起去。之后我们还邀请了其他习练瑜伽的朋友一起前往。本章就介绍了这些最新的探索结果。

　　为了展示在另一种树林环境中习练瑜伽的方式，我们还邀请了住在德国的朋友阿塔尔·拉比娜展示了在欧洲的树林中习练体式的情况。因此，本章插图同时展示了在地中海（图 67）和在欧洲树林中习练瑜伽的方式。

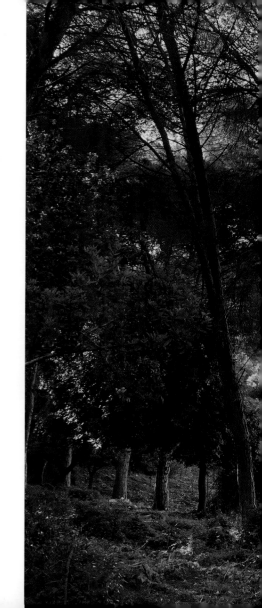

图 67　以色列树林中的风景

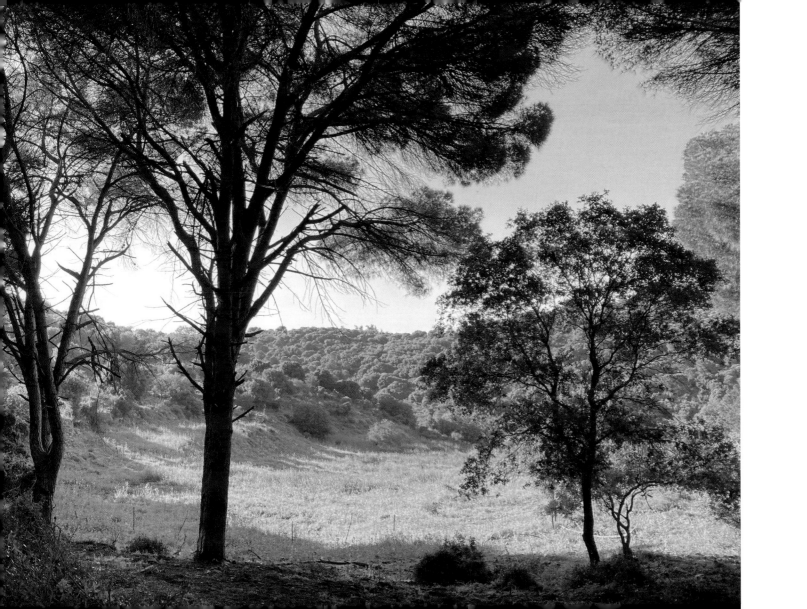

站立体式

如前所述，树木可以教给我们很多关于动态平衡的知识，如 Vrksāsana（树式）（图 68）。

在 Vrksāsana（树式）中，支撑住弯曲腿的膝盖是获得稳定的极佳方法，并且可帮助习练者的膝盖向侧面展开，扩展整个骨盆区域。树干可以帮助习练者完成这个体式（就像在瑜伽馆中借助墙面一样）。此外，在树旁做这个体式可帮助习练者充分伸展身体。

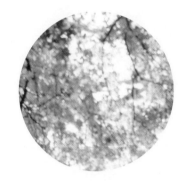

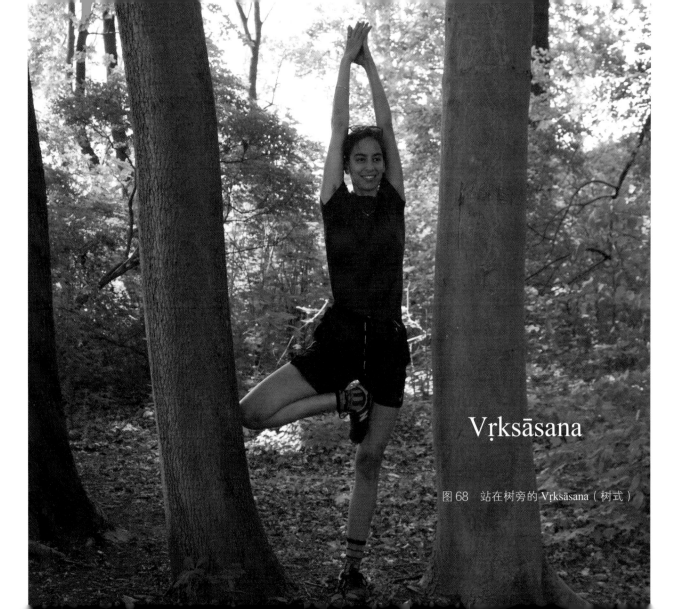

Vṛksāsana

图 68　站在树旁的 Vṛksāsana（树式）

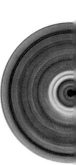

在树林中：用树木作为天然辅具

另一种变体是借助一根水平的树干将整个身体向上拉，使身体变得如同柏树一样高（图69）。

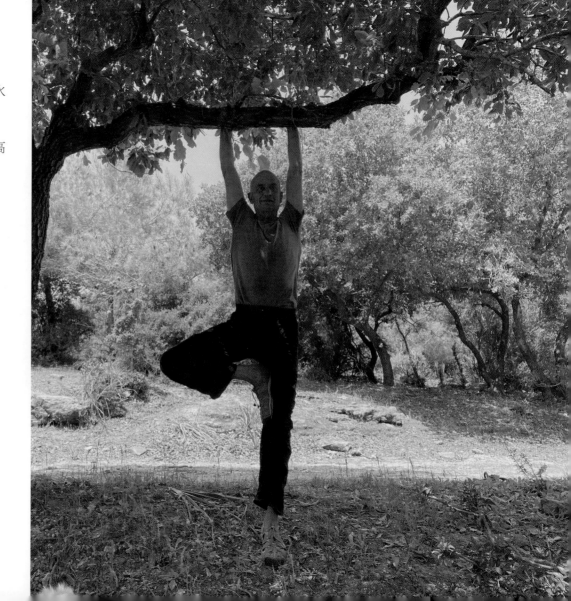

图 69　拉长身体的 Vṛkṣāsana（树式）

用类似的方法，在做侧向或向前的 Utthita Hasta Pādāṅguṣṭhāsana（单腿站立伸展式）时，树干可以支撑抬起的腿和脚（图 70、图 71）。这有助于保持身体的平衡，可使习练者在体式中停留更长时间，并使其开始关注体式的调整与改进：例如，抬起腿一侧的臀部向下并收紧，抬起腿的内侧沿树干延伸，将站立腿的大腿向后移动，并打开胸腔。试着用倾斜的树干支撑整条腿，像这样保持一两分钟对拉伸腘绳肌非常有效。

图 70　在侧向的 Utthita Hasta Pādāṅguṣ-ṭhāsana（单腿站立伸展式）中用树干支撑腿和脚

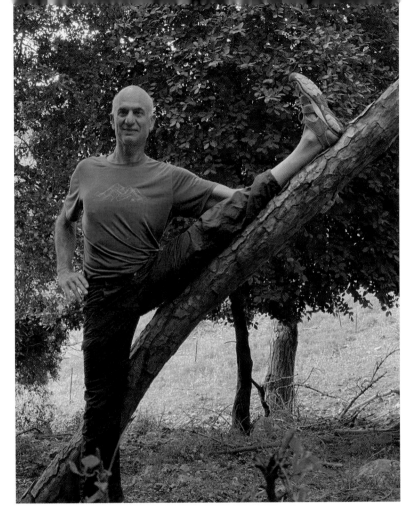

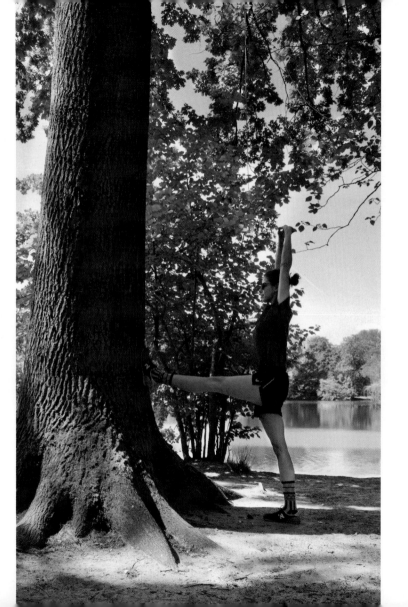

在其他站立体式中，树干可被用作瑜伽馆中使用的立柱。这有助于调整体式，帮助肩部后移，打开胸腔，并为体式提供坚实、稳定的支撑。树干通常是圆柱形的，因此它有助于胸椎向内移动，肩部向后移动。试着挑选一棵树干直径适合身体的树。最好尝试不同类型的树木进行习练并体会其不同的效果。

在 Ūrdhva Hastāsana（手臂上举式）中（图72）抓住树干有助于在上背部保持不动的同时将肩部后移。

图 71　用树干支撑的向前的 Utthita Hasta Pādāṅguṣṭhāsana（单腿站立伸展式）

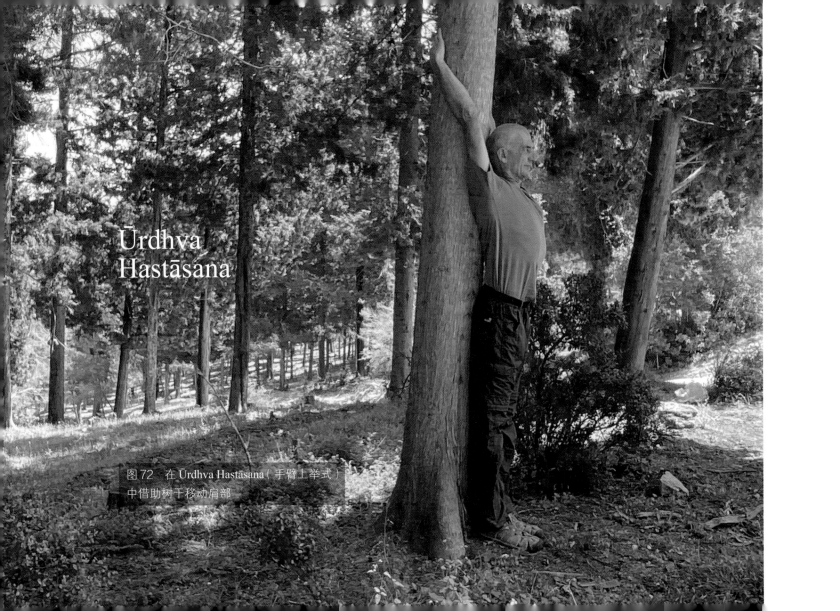

Ūrdhva
Hastāsana

图 72　在 Ūrdhva Hastāsana（手臂上举式）
中借助树干移动肩部

在侧向站立体式中，树干可以用作支撑身体和打开胸部的支点，如 Utthita Trikoṇāsana（三角伸展式）（图73），Parivṛtta Trikoṇāsana（三角扭转伸展式）（图74）和 Ardha Candrāsana（半月式）（图75）。

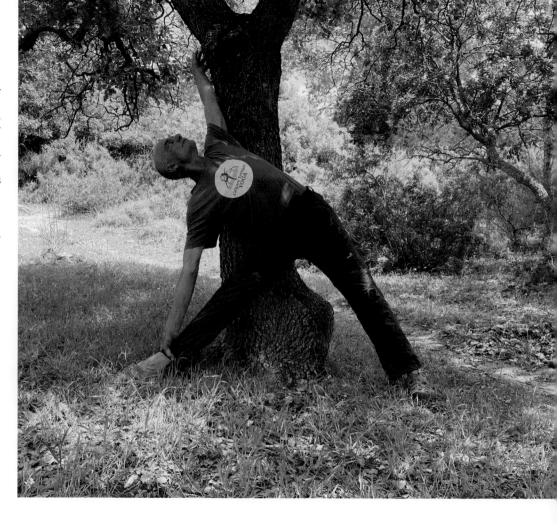

图 73　Utthita Trikoṇāsana
（三角伸展式）

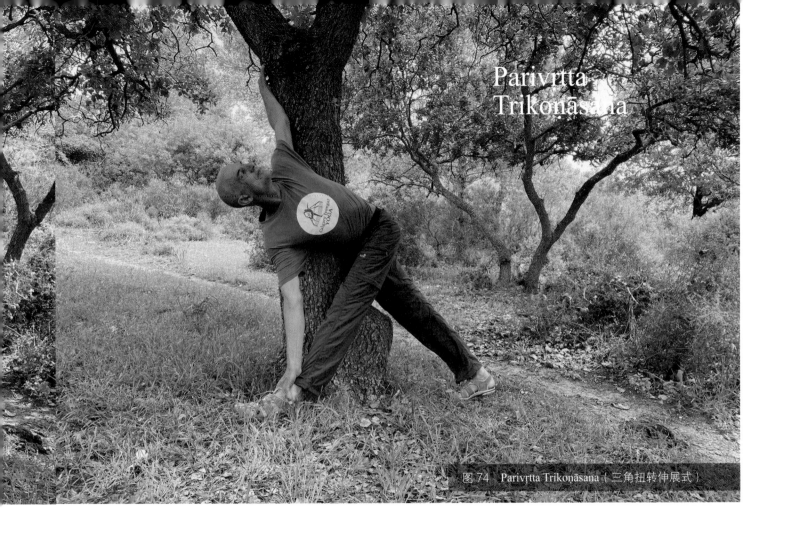

Parivṛtta
Trikoṇāsana

图 74 Parivṛtta Trikoṇāsana（三角扭转伸展式）

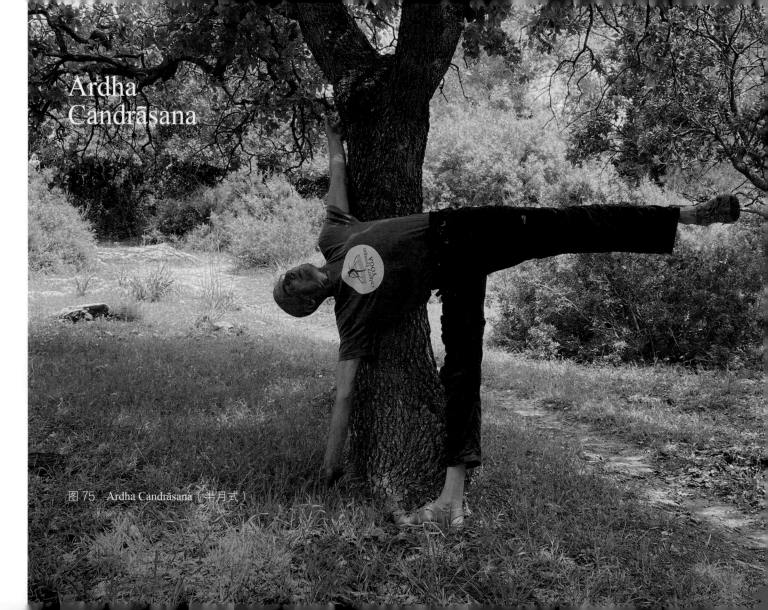

在树林中：用树木作为天然辅具

Ardha
Candrāsana

图 75　Ardha Candrāsana（半月式）

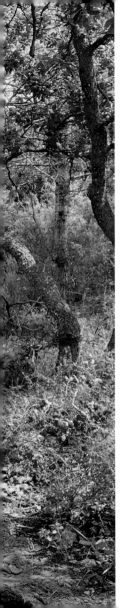

和朋友一起习练 Utthita Trikoṇāsana（三角伸展式）时，可以借助树干后弯背部，然后去抓对方的手（图 76）。

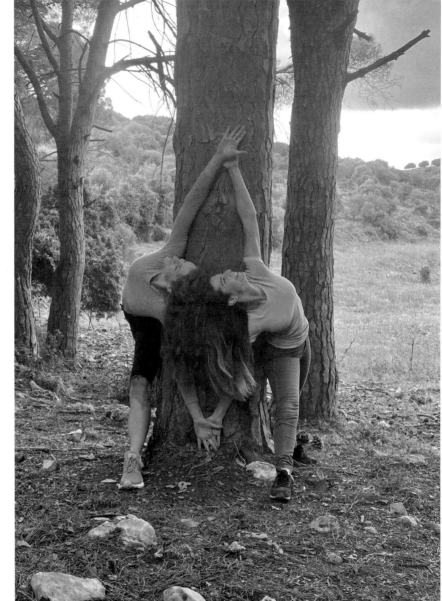

图 76 借助树干的双人 Utthita Trikoṇāsana（三角伸展式）

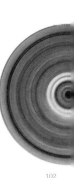

在上一章中，我们介绍了如何在站立体式中垫高前脚来降低体式的难度。实际上，这种方式不仅适用于沙滩，而且也适用于任何自然环境，如 Utthita Trikoṇāsana（三角伸展式）（图 77）、Vīrabhadrāsana II（战士二式）（图 78）和 Utthita Pārśvakoṇāsana（侧角伸展式）（图 79）。

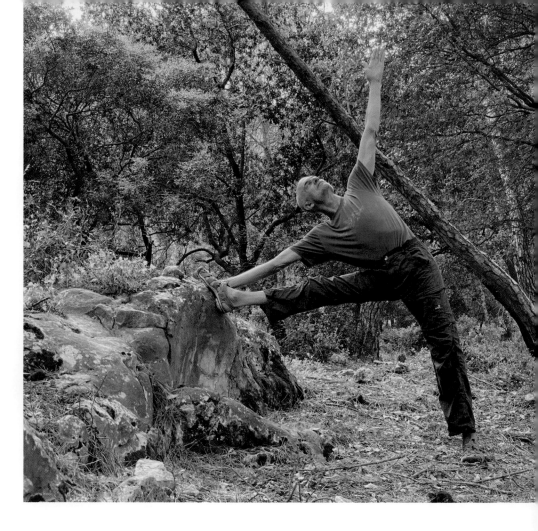

图 77　垫高前脚的 Utthita Trikoṇāsana（三角伸展式）

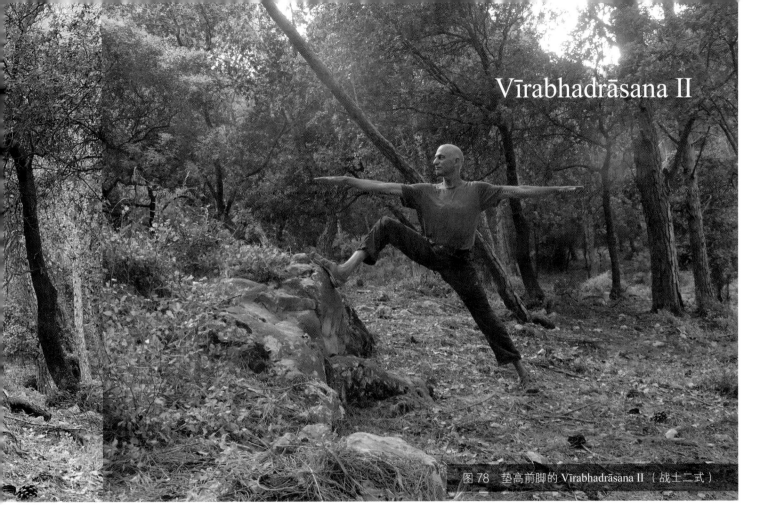

Vīrabhadrāsana II

图 78　垫高前脚的 Vīrabhadrāsana II（战士二式）

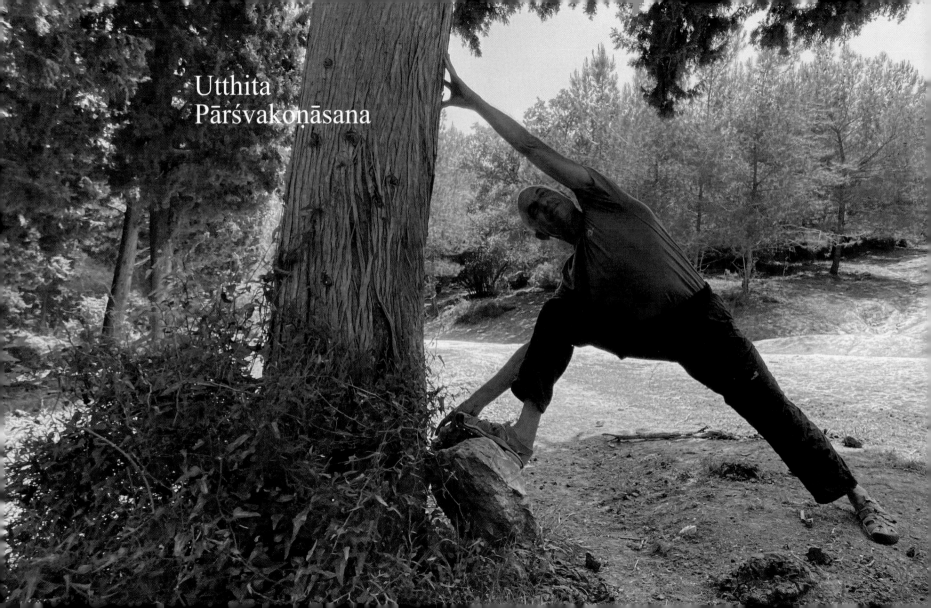

Utthita
Pārśvakonāsana

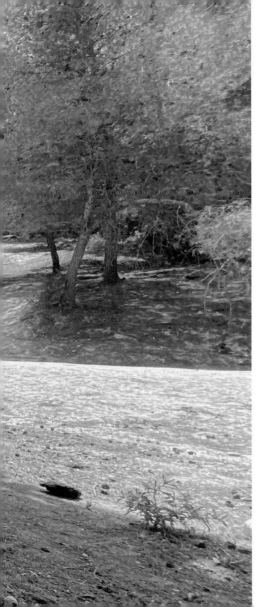

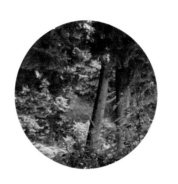

图 79　垫高前脚的 Utthita Pārśvakoṇāsana（侧角伸展式）

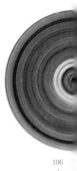

习练者可以借助树干提高胸部，伸展脊柱。在树林里可以很容易地找到高度合适的倾斜或水平的树干，然后抓住它，如图 80 所示习练 Vīrabhadrāsana I（战士一式）。在瑜伽馆里，也可以借助一根连接在天花板上的绳子习练。

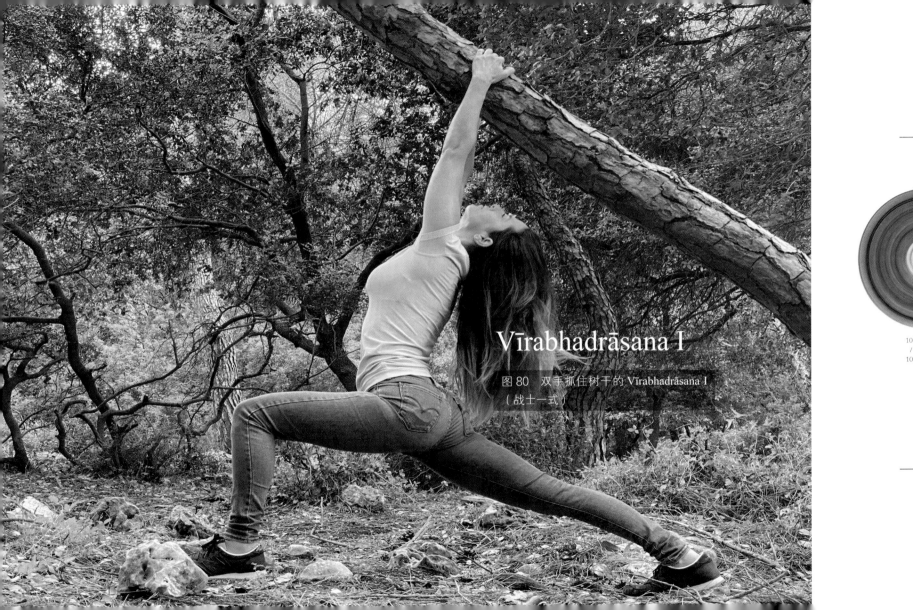

Vīrabhadrāsana I

图 80 双手抓住树干的 Vīrabhadrāsana I
（战士一式）

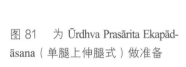

如图 81 所示，将一条腿放在树干上，为 Ūrdhva Prasārita Ekapādāsana（单腿上伸腿式）做准备。

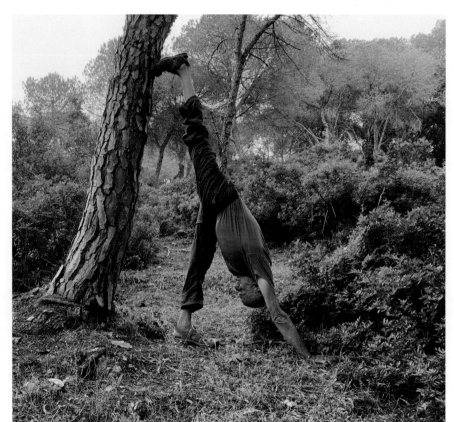

图 81　为 Ūrdhva Prasārita Ekapād-āsana（单腿上伸腿式）做准备

前屈伸展体式

在上一章中，我们展示了在沙滩上如何借助斜坡使躯干向前延伸。在树林里，试着拉住树干帮助身体向前伸展做 Ūrdhva Mukha Paścimottānāsana（脸朝上前屈伸展式）。首先向上看（图82），伸展脊柱，使背部凹陷，然后向前去向双腿（图83）。

图82　抓住树干的 Ūrdhvā Mukha Paścimottānāsana（脸朝上前屈伸展式）（1）

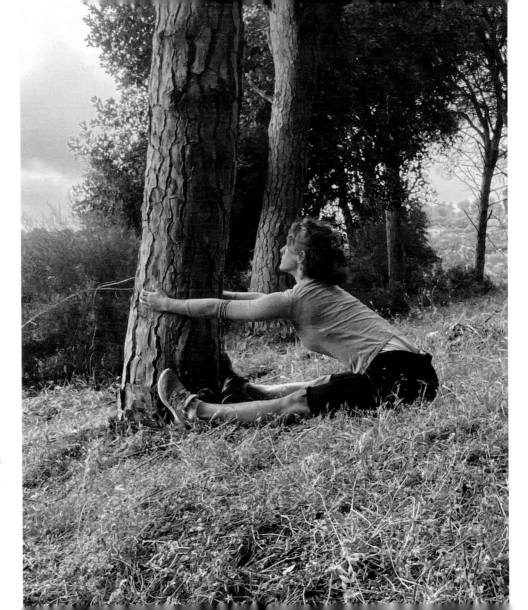

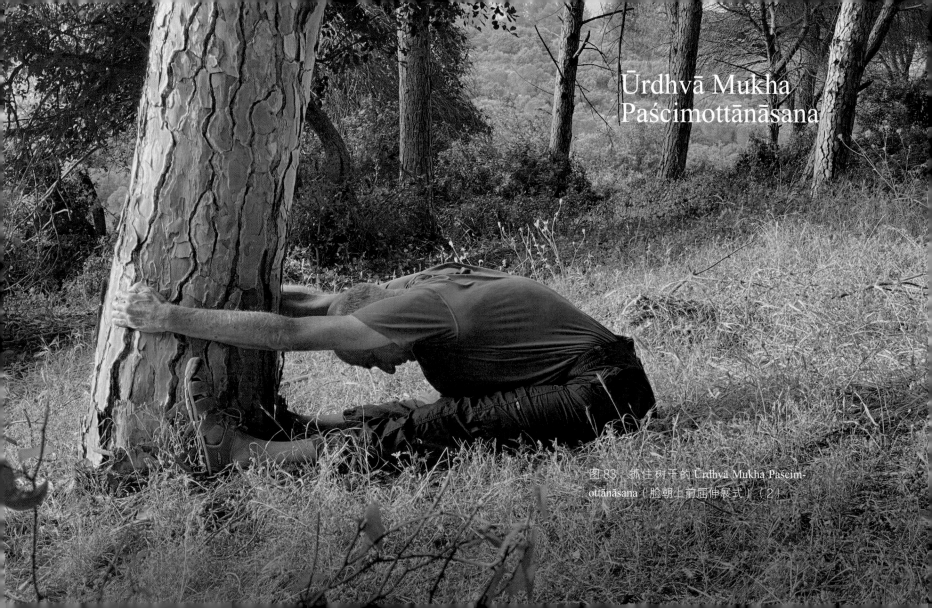

Ūrdhvā Mukha
Paścimottānāsana

图 83　抓住树干的 Ūrdhvā Mukha Paścim-
ottānāsana（脸朝上前屈伸展式）（2）

如图 84 所示，在 Ūrdhva
Mukha Paścimottānāsana I（脸
朝上前屈伸展一式）中，用双
脚顶住树干。这个体式可以在
不考虑平衡问题的情况下伸展
身体（平衡是这个体式的一个
难点）。

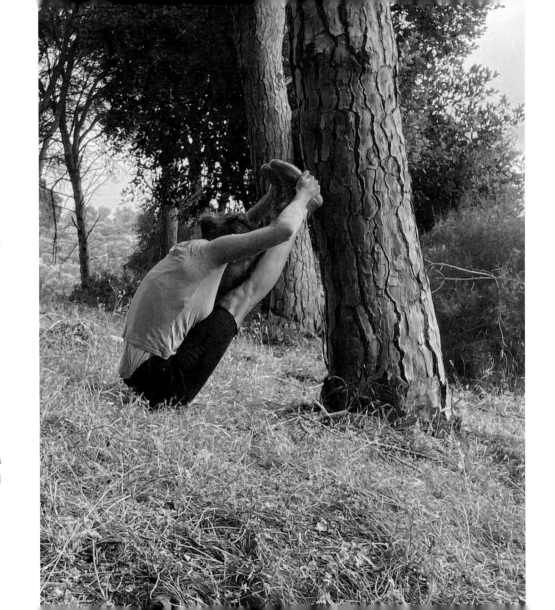

图 84　用双脚顶住树干的 Ūrdhva
Mukha Paścimottānāsana I（脸 朝
上前屈伸展一式）

倒立体式

树木像墙面一样，有助于倒立体式的平衡，如 Śīrṣāsana（头倒立式）、**Adho Mukha Vṛkṣāsana**（手倒立式）（图 85、图 86）和 **Pīnchā Mayūrāsana**（孔雀起舞式）（图 87）。然而，借助一棵有生命的树来保持平衡与借助墙面保持平衡的感觉会大不相同。需要选择一棵比较直的树才可以确保身体与它对齐（不能向左或向右倾斜）。在一棵有生命的树旁边倒立的感觉可以激发习练者的灵感，值得更多地去体会。

图 85　在 Adho Mukha Vṛkṣāsana（手倒立式）中借助树干习练平衡

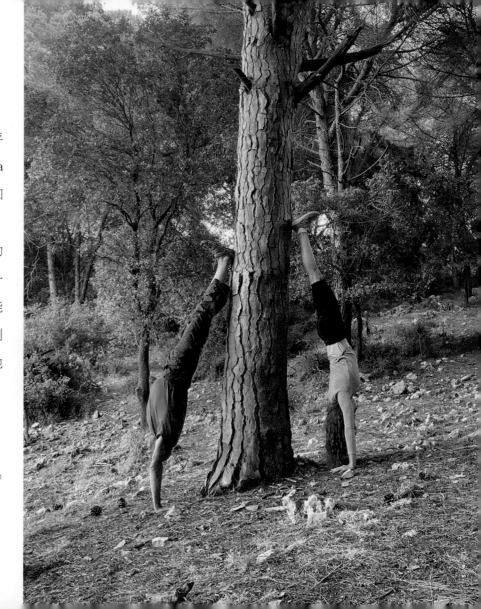

在 Pīnchā Mayūrāsana（孔雀起舞式）中，抓住树干的底部可以稳定双手和小臂。这里，树干代替了瑜伽馆里的木砖（木砖的尺寸是固定的，而在树林里，习练者却可能找到与其肩膀宽度完全匹配的树干）。

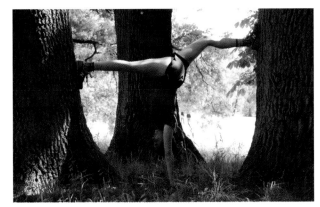

图 86　Adho Mukha Vṛkṣāsana（手倒立式）变体

图 87　在 Pīnchā Mayūrāsana（孔雀起舞式）中借助一棵树稳定双手和小臂

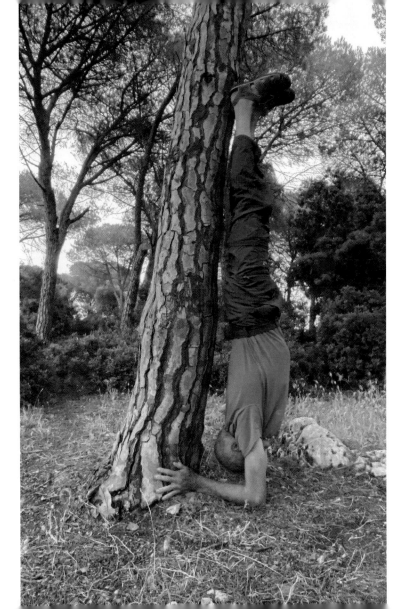

后弯体式

在 Ūrdhva Mukha Śvānāsana（上犬式）中（图 88），习练者可以用一个凸起的平面（图里是凸起的树根）支撑双手。这样的姿势有助于习练者打开胸腔并伸展脊柱。

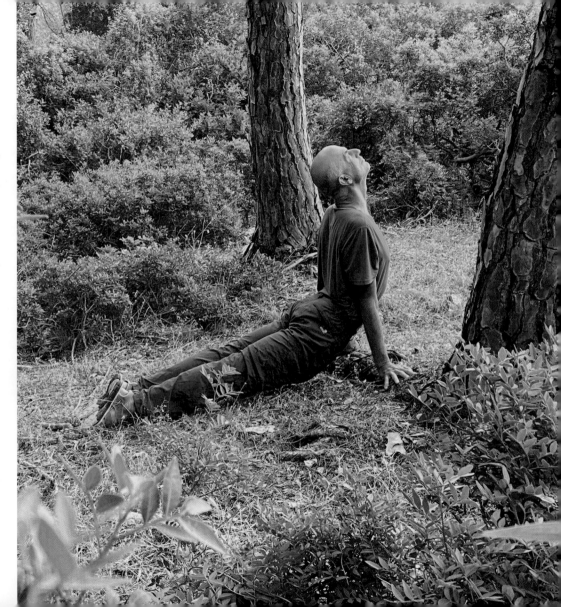

图 88　在 Ūrdhva Mukha Śvānāsana（上犬式）中垫高双手

在树枝上完成体式可以增强习练者的勇气和平衡感。专注于体式时，习练者可能会感觉自己与树合二为一，如 Pūrvottānāsana（后仰支架式）（图 89）。（如果有恐高症，或因其他原因感到不安全，请不要尝试。）

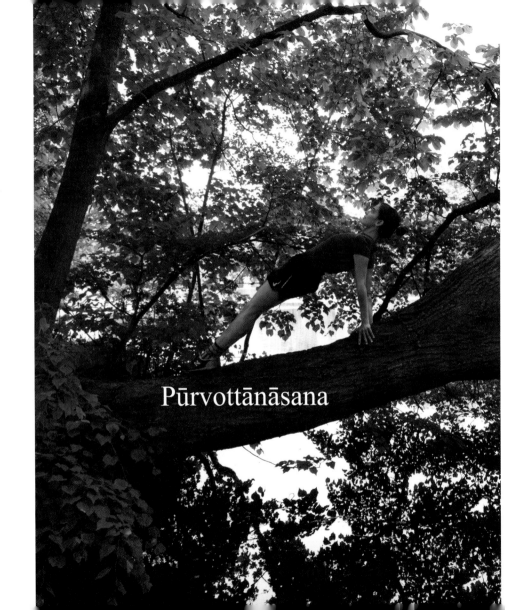

Pūrvottānāsana

图 89　在树枝上的 Pūrvottānāsana
（后仰支架式）

在习练后弯体式时，试着选择一个高度合适的倾斜或水平的树干或树枝，双手用力推它，以激活双臂（图90）。或握住树枝支撑躯干，帮助胸腔提升（图91）。

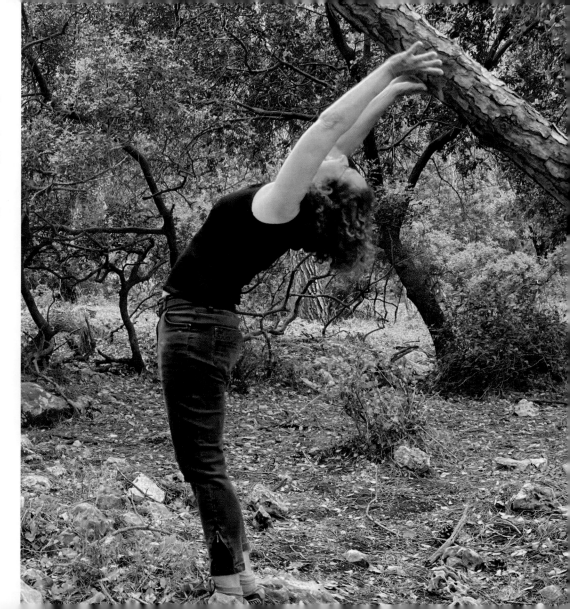

图90　从 Ūrdhva Hastāsana（手臂上举式）后弯并推树干

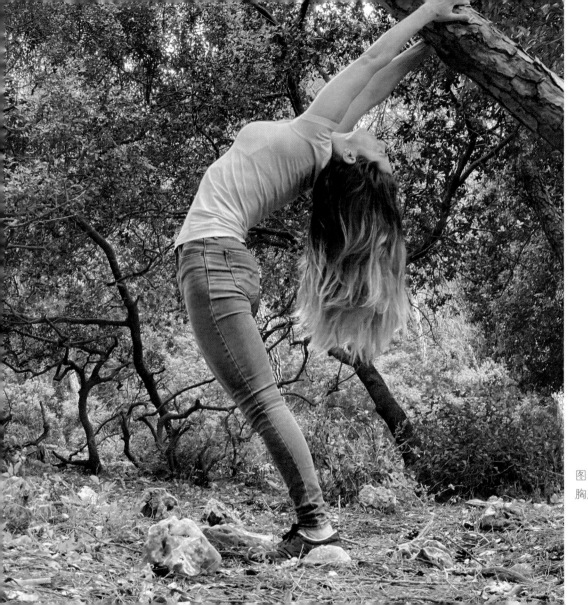

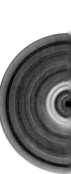

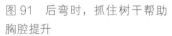

图 91　后弯时，抓住树干帮助
胸腔提升

如第一章所述（参见第 81 ~ 83 页），从 Tāḍāsana（山式）到 Ūrdhva Dhanurāsana(上弓式)颇具挑战性，自然会引起习练者的担心。如图 92 所示，如果借助树干为双手提供支撑，并允许双手沿着树干慢慢向下移，实现深度后弯，感觉就安全多了。可以从靠近树干的地方开始，一旦习练者有了更多的安全感，就可稍微移远一些，直到双手最后可以触碰地面。习练者也可以借助树林里的斜坡减小手下移的高度（如第一章所述）来帮助体式完成。

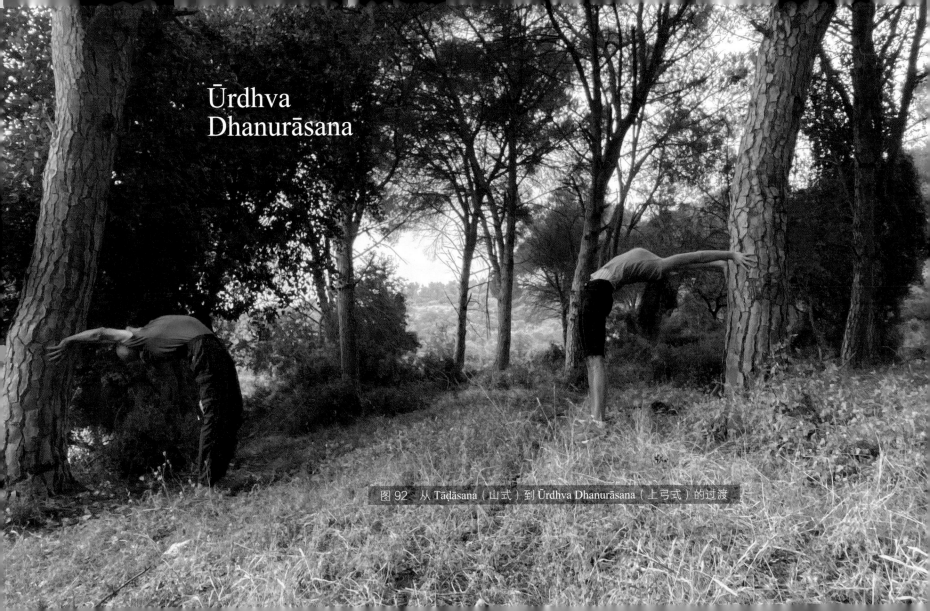

Ūrdhva Dhanurāsana

图 92 从 Tāḍāsana（山式）到 Ūrdhva Dhanurāsana（上弓式）的过渡

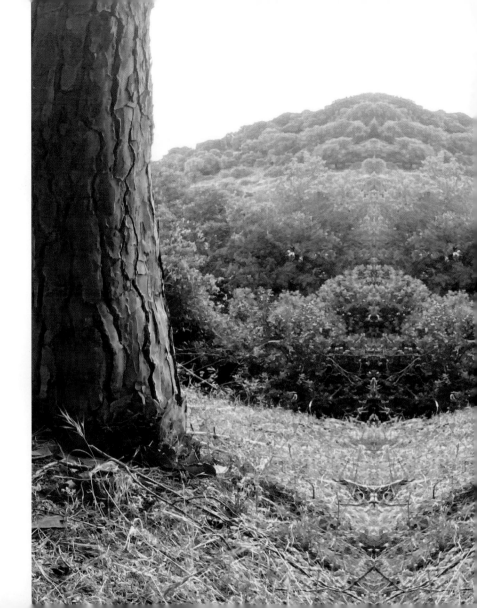

Kapotāsana（鸽子式）（图 93）

是一个高级后弯体式，需要进行准备。

习练者可以借助树干来逐渐加大后弯幅

度完成体式。

图 93　借助树干（代替瑜伽馆的墙面）后
弯到 Kapotāsana（鸽子式）

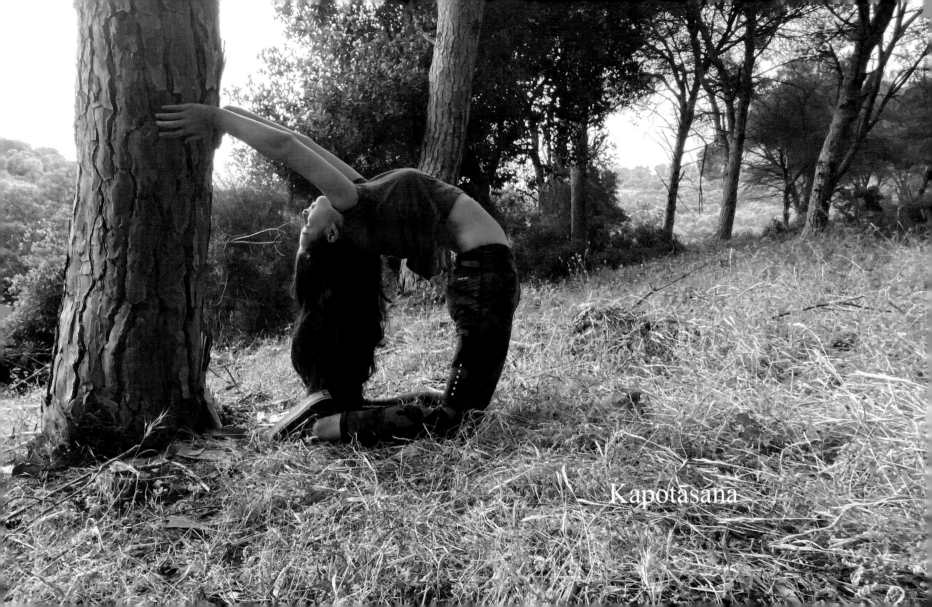

Kapotāsana

仰卧体式

　　在习练站立体式或远足后，最好让双腿放松一下。仰卧体式，如 Supta Vīrāsana（卧英雄式）（图94）和 Matsyāsana（鱼式）（图95）是理想的放松体式。树林里总能找到斜坡、倒下的树木或岩石（代替瑜伽馆里使用的瑜伽垫或抱枕）支撑后背。

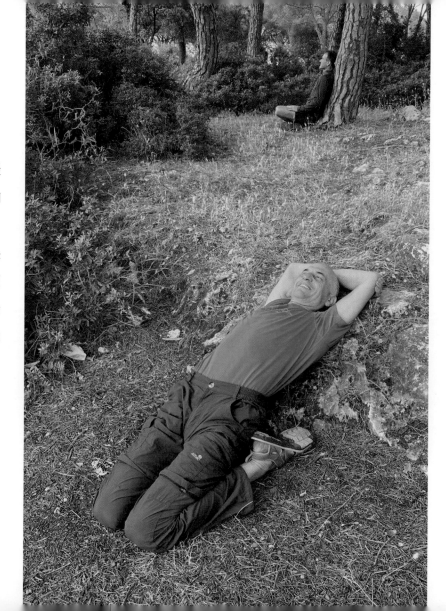

图 94　上背部高于臀部的 Supta Vīrāsana（卧英雄式）

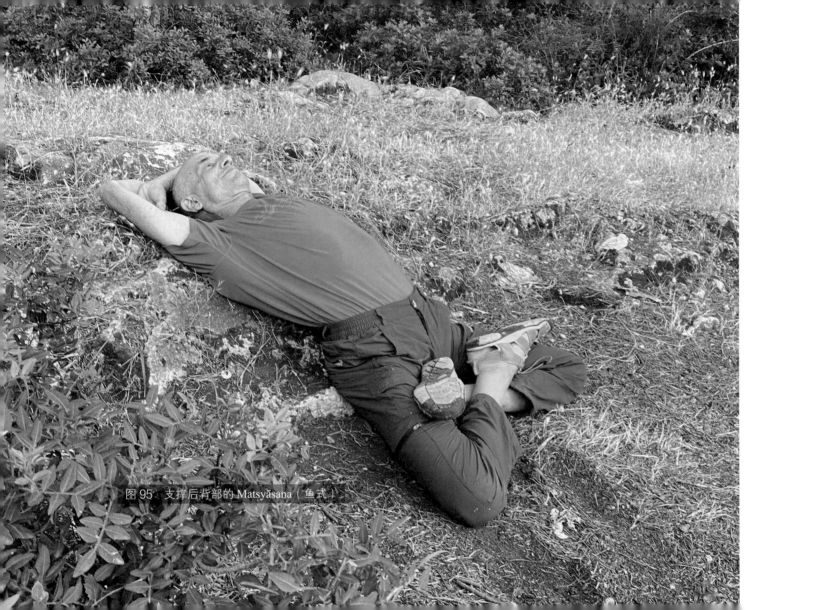

图 95　支撑后背部的 Matsyāsana（鱼式）

坐立体式

坐着的时候，习练者可以利用树干支撑后背并休息（图 96、图 97）。

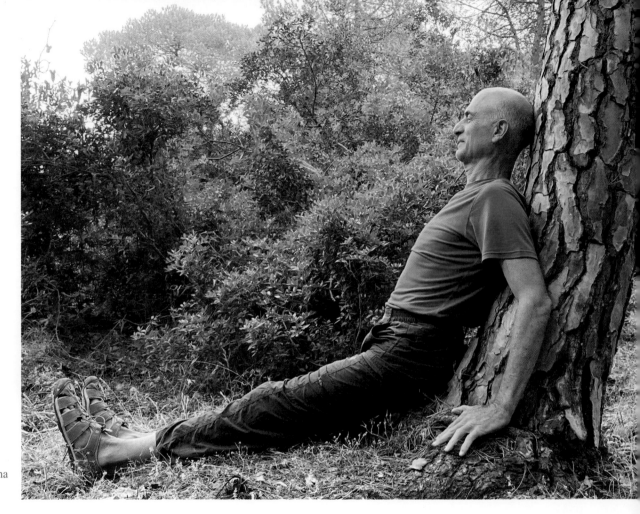

图 96 在 Daṇḍāsana（手杖式）中休息

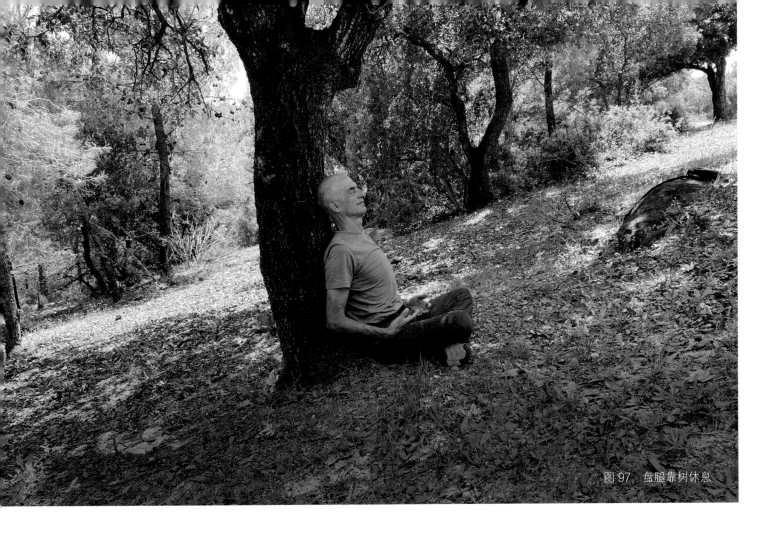

图 97　盘腿靠树休息

在 Mālāsana（花环式）（图98）中，习练者可以抓住（枯）树干让胫骨向前移动，从而让脚踝进一步拉伸。

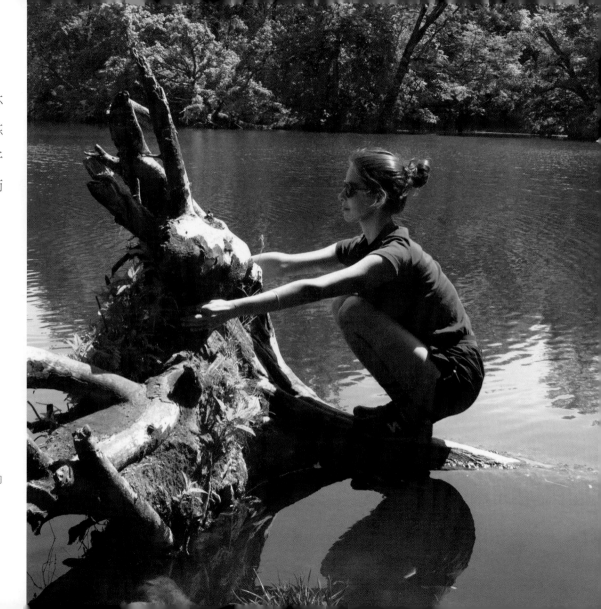

图 98　抓住（枯）树干的 Mālāsana（花环式）

使用瑜伽带和瑜伽绳的习练

　　在树林里习练瑜伽时，最好带着瑜伽带或瑜伽绳。这将有助于借助树木开发出更多瑜伽变体。如图 99 中的 Utthita Hasta Pādānguṣṭhāsana（单腿站立伸展式）和图 100 中的 Adho Mukha Śvānāsana（下犬式）。

图 99　拉住瑜伽带的 Utthita Hasta Pādānguṣṭhāsana（单腿站立伸展式）

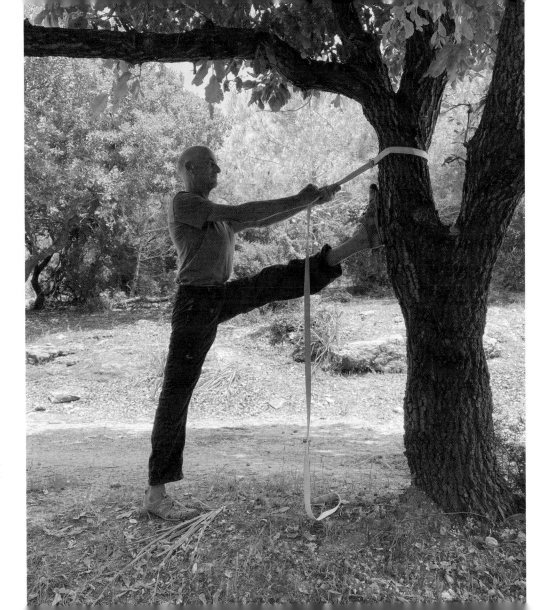

伸展脊柱并同时放松的一个好方法便是借助一根固定的瑜伽带来做 Adho Mukha Śvānāsana（下犬式），以确保大腿向后。树干就是固定瑜伽带的极佳辅具。

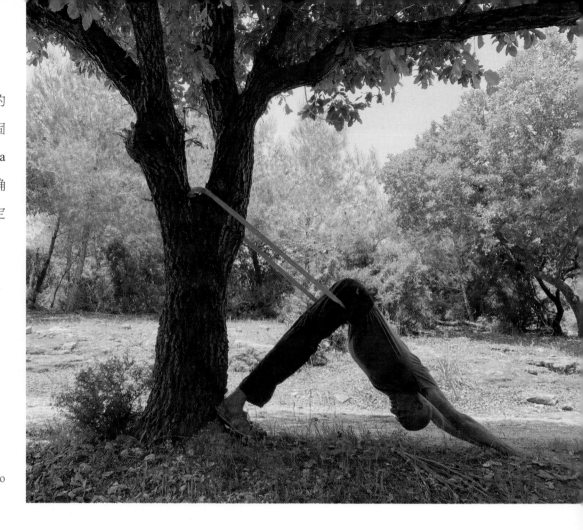

图 100　借助瑜伽带的 Adho Mukha Śvānāsana（下犬式）

在做 Utthita Trikoṇāsana（三角伸展式）时，将一根瑜伽绳或瑜伽带绑在树干上，手拉住瑜伽绳或瑜伽带的一端，可以激活习练者的大臂（图 101），或在 Vīrabhadrāsana I（战士一式）中抓住瑜伽绳以打开胸腔（图 102）。

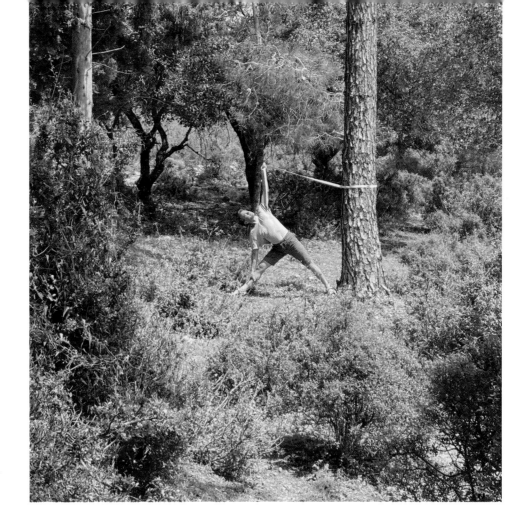

图 101　在做 Utthita Trikoṇāsana（三角伸展式）时，抓住瑜伽带的一端可以激活习练者的大臂

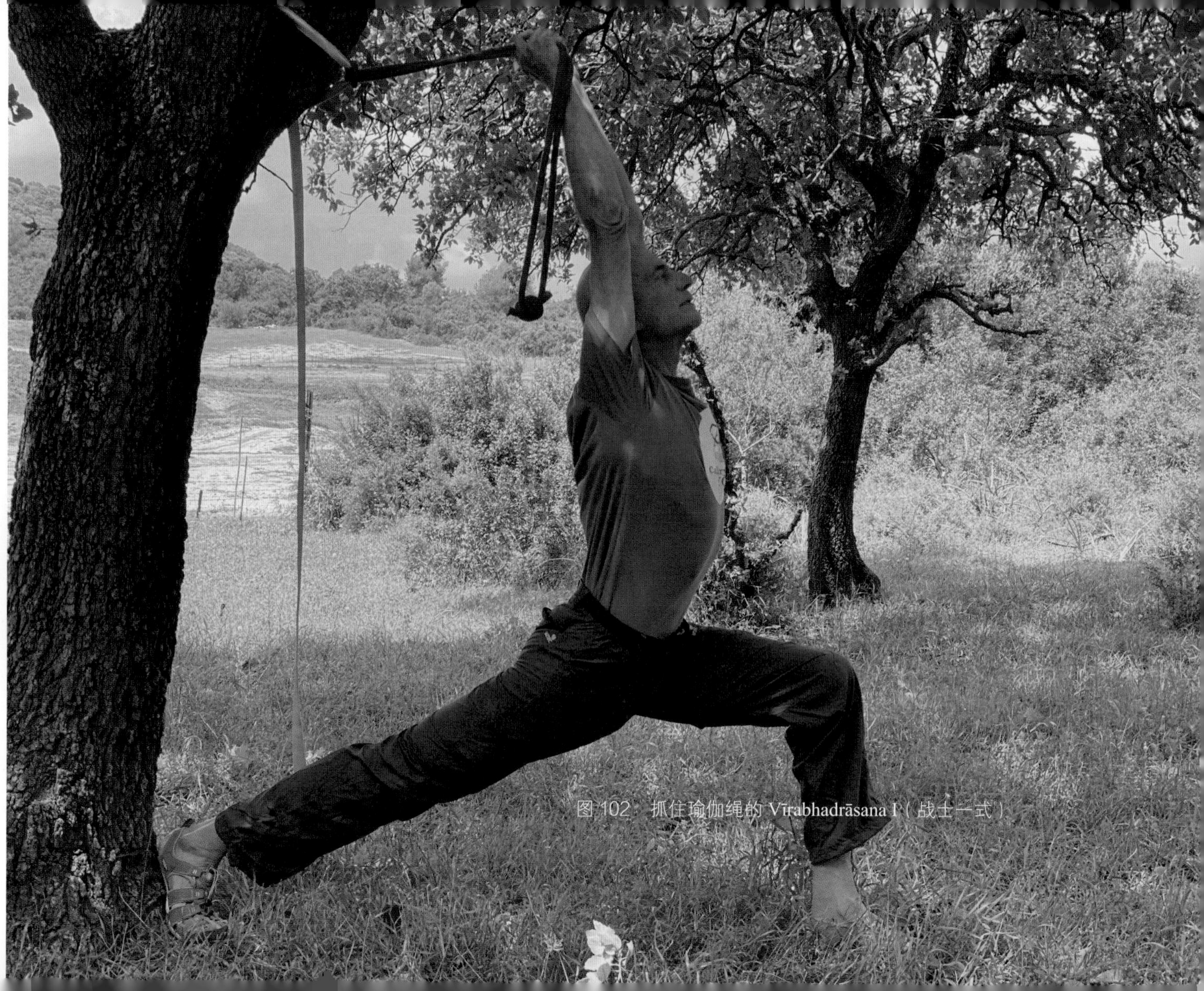

在树林中：用树木作为天然辅具

图 102：抓住瑜伽绳的 Vīrabhadrāsana I（战士一式）

如图 103 所示，习练者还可以尝试用瑜伽绳托住胸部，将整个上半身悬挂起来以打开胸腔并加大后弯的幅度。

还可以如图 104 所示那样用瑜伽带或瑜伽绳托住骶骨区域。

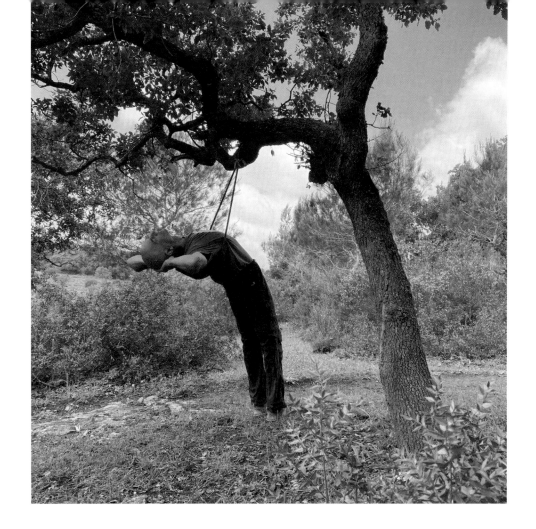

图 103　用瑜伽绳托住胸部的后弯体式

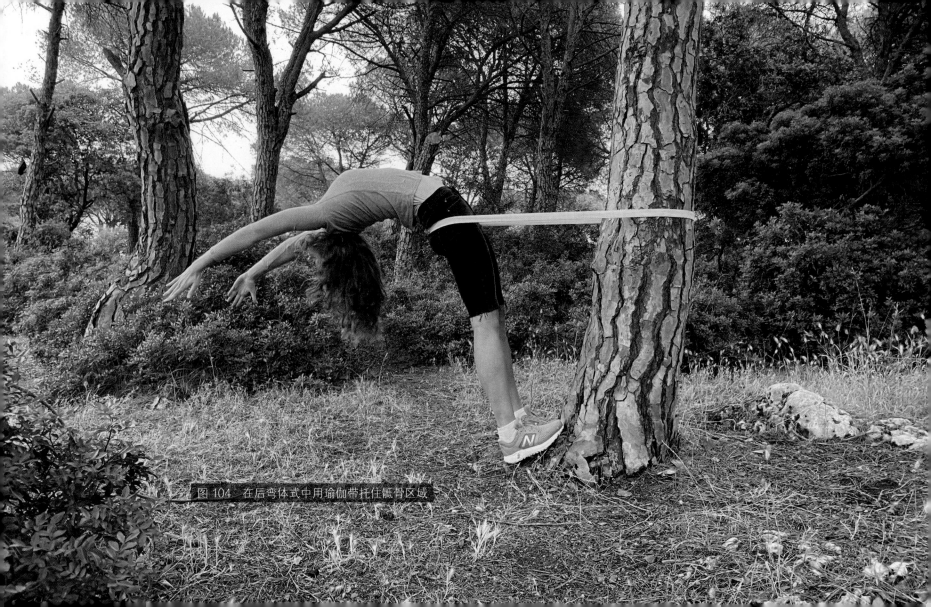

图 104　在后弯体式中用瑜伽带托住骶骨区域

也可尝试着借助（足够坚固的）树枝做被动的 Śīrṣāsana（头倒立式）（图 105）或悬吊式的 Ūrdhva Dhanurāsana（上弓式）（图 106）。

B. K. S 艾扬格创造了使用瑜伽绳来辅助完成这种放松性的 Śīrṣāsana（头倒立式）的方法。他说，这种习练方法模仿了古代森林中的瑜伽士们的做法，他们将自己悬吊在树上来体验倒立体式的良好效果。

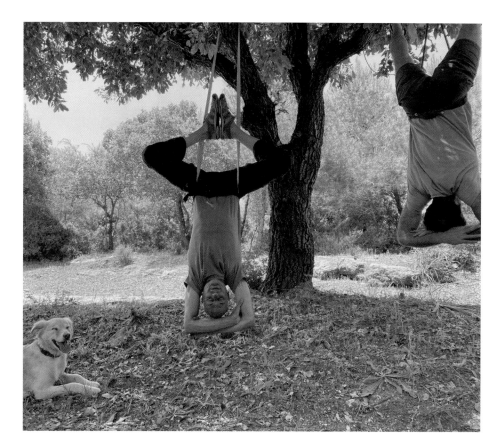

图 105　悬吊式的 Śīrṣāsana（头倒立式）

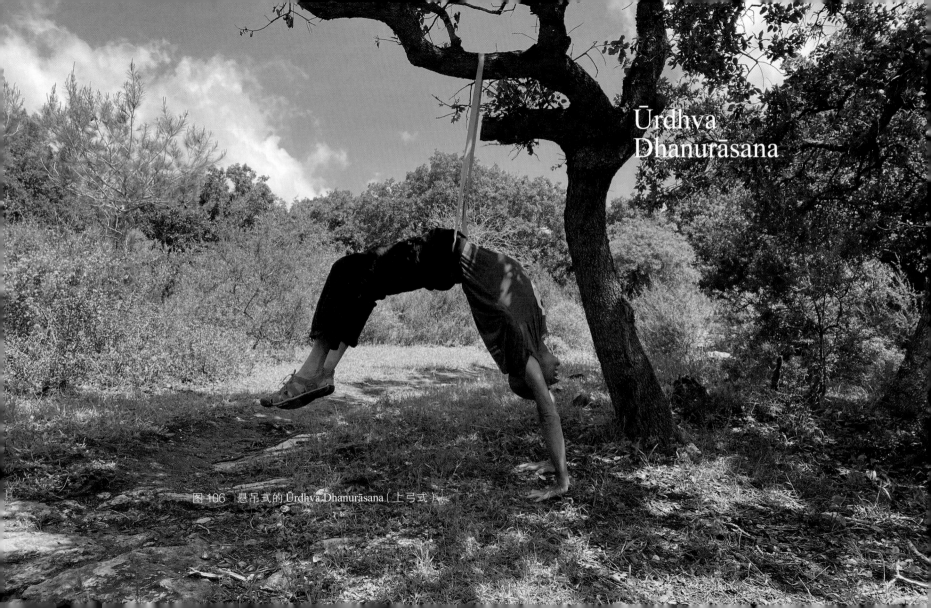

Ūrdhva
Dhanurāsana

图 106　悬吊式的 Ūrdhva Dhanurāsana（上弓式）

远足后，双腿搭在树干上的 Ūrdhva Prasārita Pādāsana（上伸腿式）（图 107）是非常好的放松双腿的体式。为了获得更好的效果，习练者可以用一条瑜伽带将大腿和树干绑在一起。此体式可使下背部感到非常舒适，并且有助于下背部的修复。在瑜伽馆，此体式只有当瑜伽馆里有类似的柱子时才能实现。

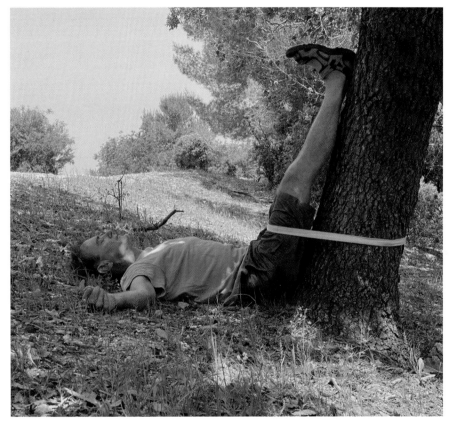

图 107 双腿搭在树干上的 Ūrdhva Prasārita Pādāsana（上伸腿式）

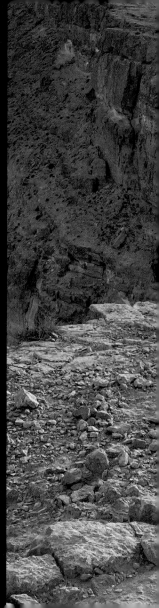

师法自然——瑜伽习练与探索

dharaṇa

在大山中，
用岩石作为天然辅具

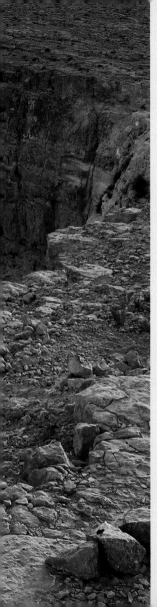

第三章

在大山中，
用岩石作为天然辅具

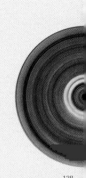

群山在召唤，我必须去到那里……

——约翰·缪尔

dhyāna

在大山中，用岩石作为天然辅具

对于那些寻求精神提升和想要逃离城市繁忙生活的人来说，大山一直是一个启发心灵和静心的地方。荒凉的山脉更能展现大自然的纯净及本来的面目。荒凉常常与城市文明形成鲜明对比。也许正因如此，在大山中，我们会感觉更接近自己的内在。瑜伽是一种使我们回归真实本性的方式，大山为这种探求提供了理想的环境。远离污染源，大山提供了新鲜的空气和晴朗的天空——这是一个进行深度瑜伽习练和冥想的完美环境。

　　西奈半岛的高山是我们最喜欢去远足的地区。该地区最高的凯瑟琳山海拔 2 600 米，西奈山离它很近。我们都很喜欢这个地区，它离我们的住处不太远，我们经常会去远足。

　　在山里远足时，最好先在早晨抽出 15 ～ 30 分钟进行调息，以呼吸山里洁净的空气。之后，可以再花一些时间做伸展运动，为远足做好准备。当一天的远足结束时，抬高双腿平躺是一种非常棒的享受。这样可以使腿部得到休息，并使行走过程中聚积在腿部的血液回流至上半身。找一块合适的岩石，做 Viparīta Daṇḍāsana（倒手杖式）（图 108）或 Adho Mukha Vṛkṣāsana（手倒立式），或只是倒着躺在弧面的岩石上，花点时间感受血液循环的变化，享受胸腔打开的舒畅。这种体式可以让我们快速恢复精力，迅速赶走一天的疲惫。

事实上，每次停下来休息时都可以做这种体式。也就是说，不要坐着，而要倒着躺下。我在一天的远足中至少要做3~4次这种体式，这非常有助于休息和体力恢复。

本章将展示如何在远足中利用岩石和荒凉的环境休息。本章插图是在西奈半岛和蒂姆纳火山口拍摄的。

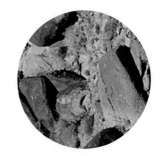

samādhi

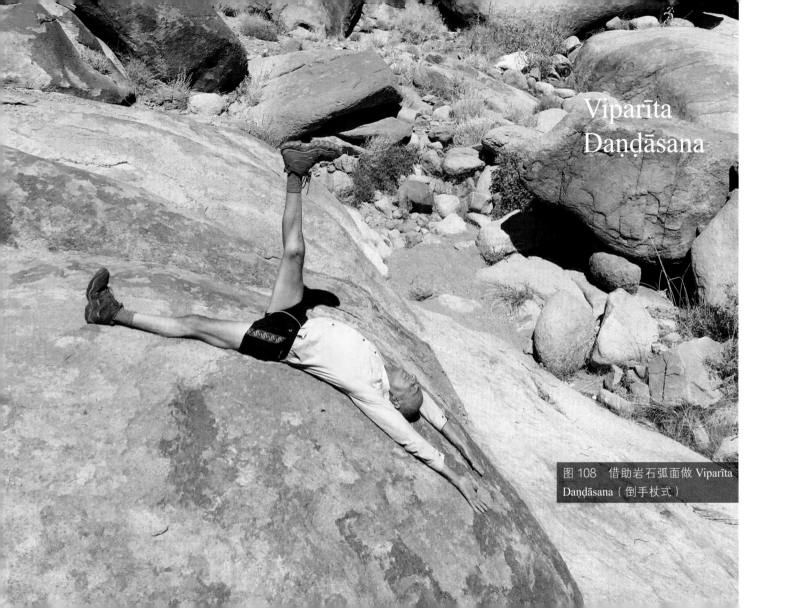

Viparīta
Daṇḍāsana

图 108　借助岩石弧面做 Viparīta
Daṇḍāsana（倒手杖式）

借助岩石的坡度做 Adho Mukha Śvānāsana（下犬式）

在做 Adho Mukha Śvānāsana （下犬式）或 Ūrdhva Mukha Śvānāsana（上犬式）时（图 109、图 110），习练者可以借助岩石的坡度来垫高双手或双脚。第一章已经解释了垫高手脚对瑜伽习练的益处。

图 109　借助坡度垫高双手的 Adho Mukha Śvānāsana（下犬式）

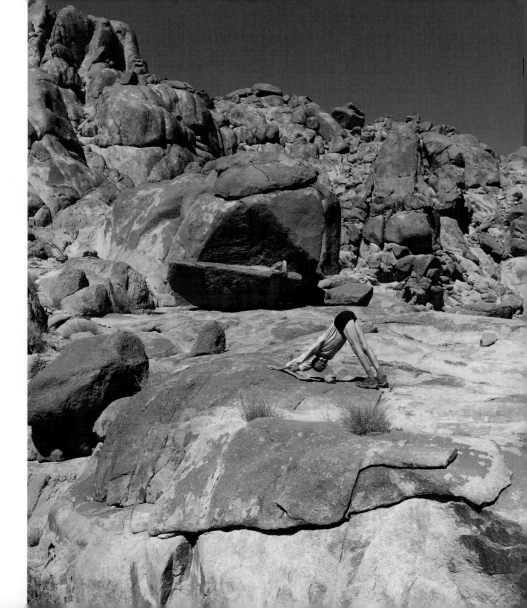

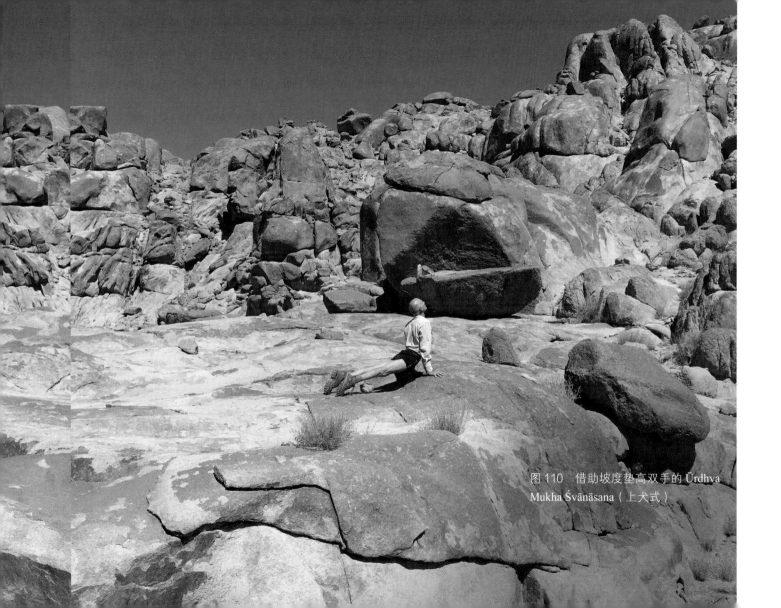

图 110　借助坡度垫高双手的 Ūrdhva Mukha Śvānāsana（上犬式）

站立体式

借助斜坡

在做 Utthita Trikoṇāsana（三角伸展式）（图 111）、Vīrabhadrāsana II（战士二式）（图 112）和 Vīrabhadrāsana I（战士一式）（图 113）这样的站立体式时，习练者也可以借助斜坡来垫高前脚。

图 111　借助斜坡垫高前脚的 Utthita Trikoṇāsana（三角伸展式）

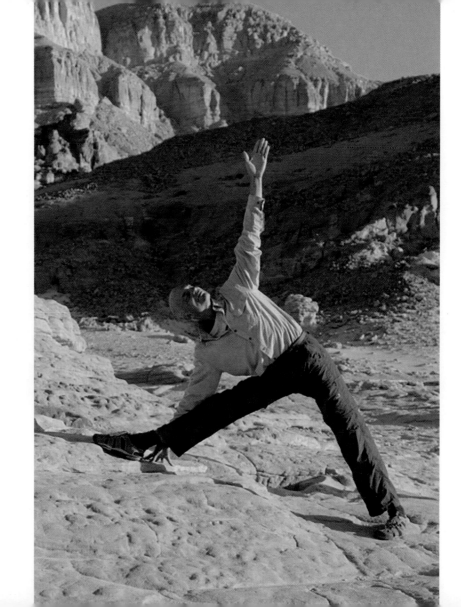

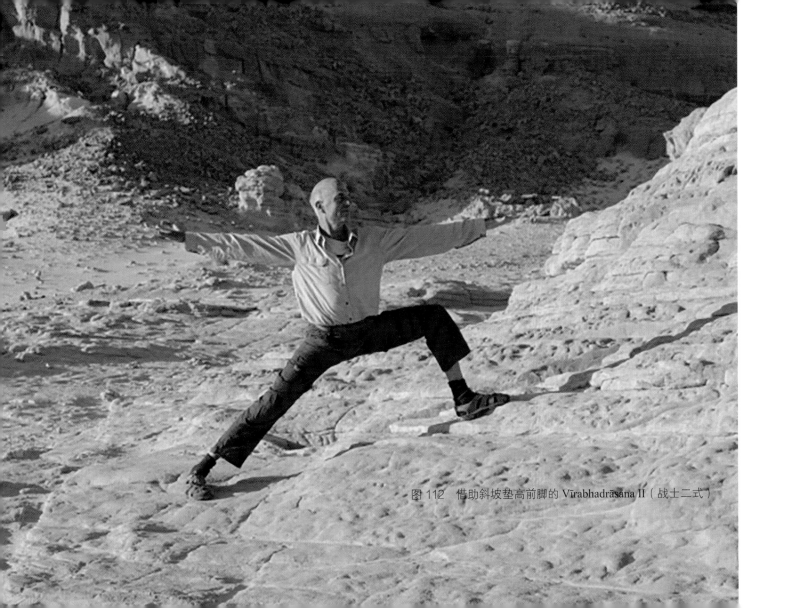

图 112 借助斜坡垫高前脚的 Vīrabhadrāsana II（战士二式）

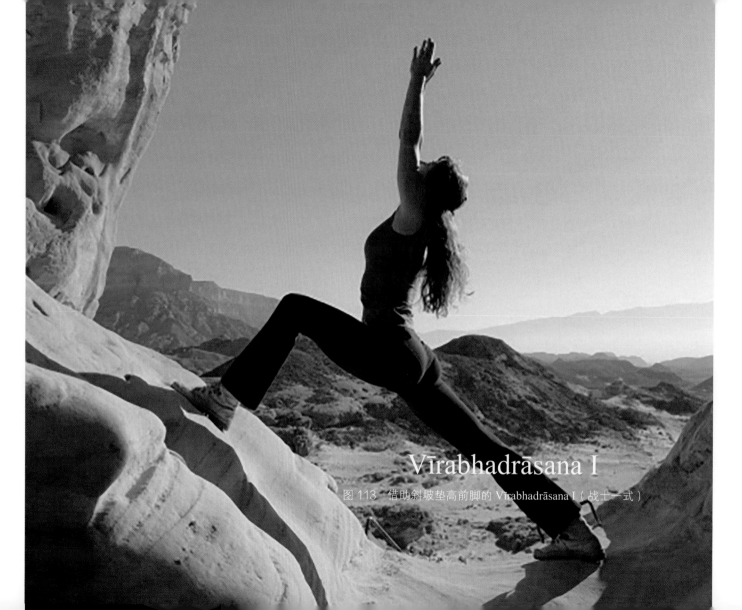

在大山中，用岩石作为天然辅具

Vīrabhadrāsana I

图 113 借助斜坡垫高前脚的 Vīrabhadrāsana I（战士一式）

借助岩石

在做平衡体式时，岩石可以为体式提供支撑并帮助习练者保持平衡。岩石也可以帮助身体保持稳定，在体式中以较小的力停留更长的时间。Ardha Candrāsana（半月式）是一种单脚和单手的平衡体式。当手掌触碰不到地面时，手掌就无法为体式提供稳固的支撑。在瑜伽馆，习练者可以借助瑜伽砖或瑜伽椅来支撑手掌（图114），这有助于保持体式稳定并打开胸腔。

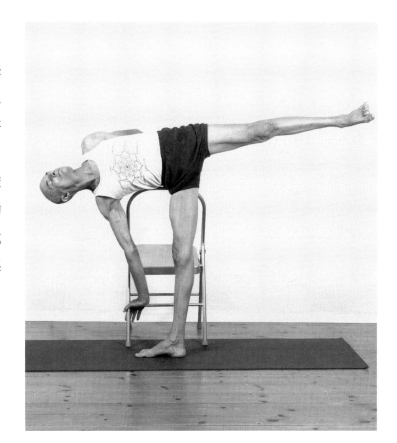

图 114　借助瑜伽椅支撑手掌的 Ardha Candrāsana（半月式）

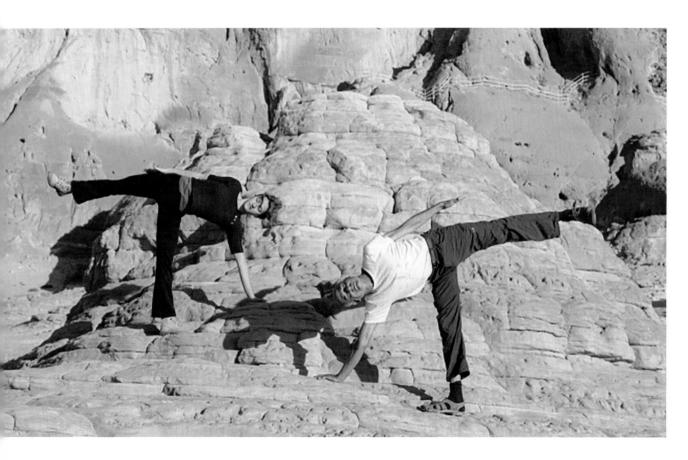

在山区，借助岩石可以达到同样的效果（图 115）。岩石非常稳定，当其高度合适时也可以作为支撑物辅助体式完成。

图 115　借助岩石支撑手掌的 Ardha Candrāsana（半月式）

Vīrabhadrāsana III（战士三式）是一个具有挑战性的平衡体式，它只用一只脚来支撑整个身体。在做这个体式时，习练者需要觉知很多细节，如臀部两侧应在同一高度；伸展抬起的腿并将膝盖正面朝下；将肩胛骨收进胸腔，但又不能让腰部塌陷。在瑜伽馆，习练者通常把手放在墙上（图116）。这样就可以轻松地保持体式，以便感受这些细节并完成正确的体式。

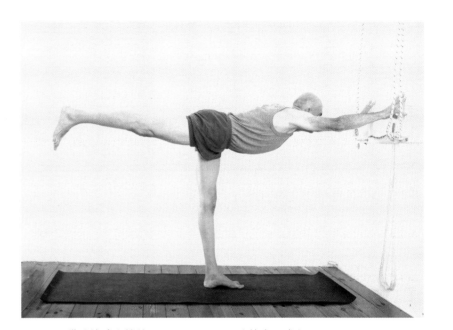

图 116　借助墙壁支撑的 Vīrabhadrāsana III（战士三式）

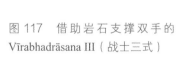

在户外，岩石便是天然的墙壁。习练 Vīrabhadrāsana III（战士三式）时，通常可以方便地找到合适高度的岩石来支撑双手（图 117）。因为手可以向下按压岩石，从而加强了支撑力。

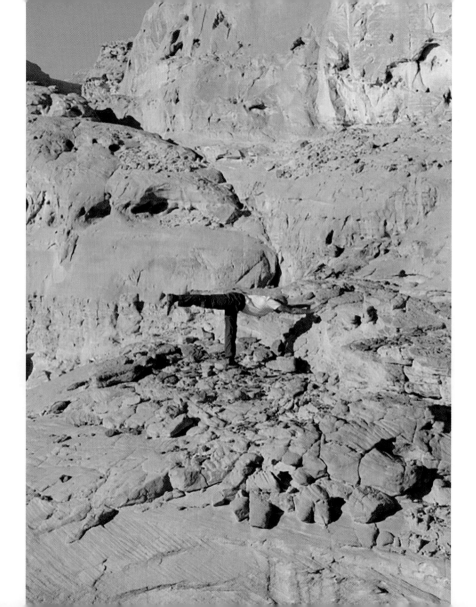

图 117　借助岩石支撑双手的 Vīrabhadrāsana III（战士三式）

在 Utthita Hasta Pādāng-
uṣṭhāsana（单腿站立伸展式）中，
岩石也可以支撑抬高腿（图 118、
图 119）。这有助于将腿进一步
向上抬起，并为脚提供一个固定
点。抬起左腿时，向前、向下移
动左臀，进一步伸展左腿内侧并
使骨盆摆正。

图 118　借助岩石支撑抬高腿的
Utthita Hasta Pādānguṣṭhāsana（单腿站
立伸展式）（1）

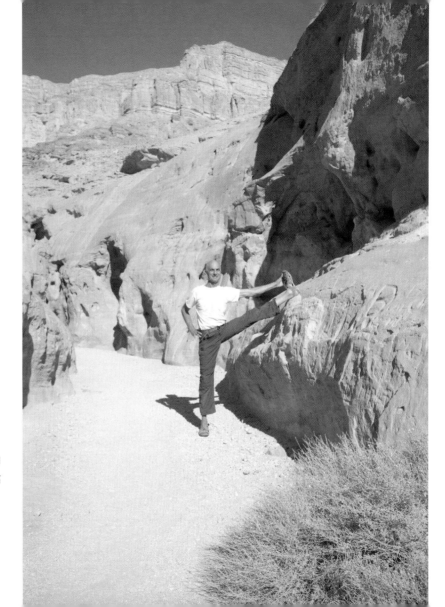

在大山中，用岩石作为天然辅具

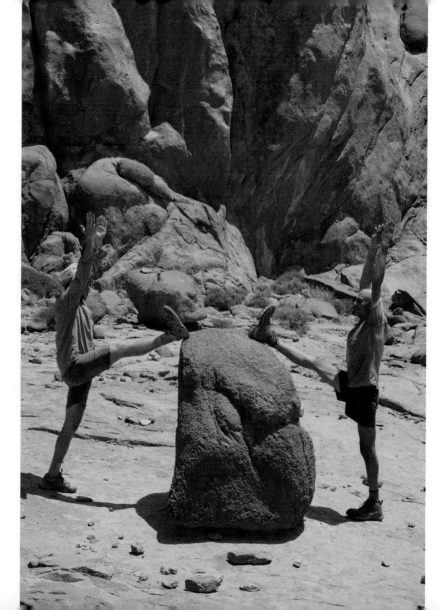

图 119　借助岩石支撑抬高腿的 Utthita Hasta Pādāṅguṣṭhāsana（单腿站立伸展式）（2）

如果习练者在做 Garuḍāsana （鸟王式）（图 120、图 121）时需要非常费力才能使双腿缠绕在一起，并且无法站稳，那么可以借助岩石支撑双手。

双腿缠绕好后再慢慢松开支撑的双手，最后缠绕双臂完成体式。

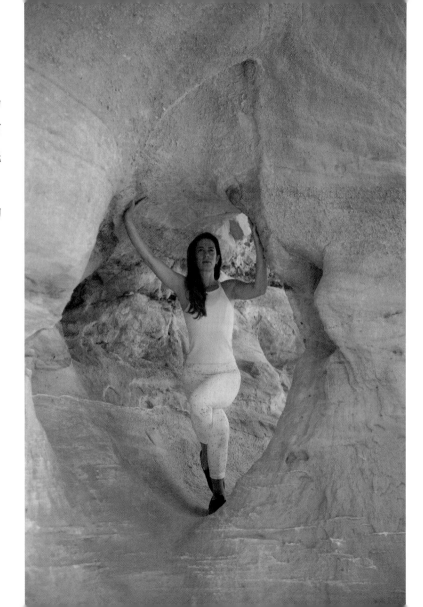

图 120　利用岩石支撑双手的 Garuḍāsana（鸟王式）

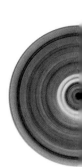

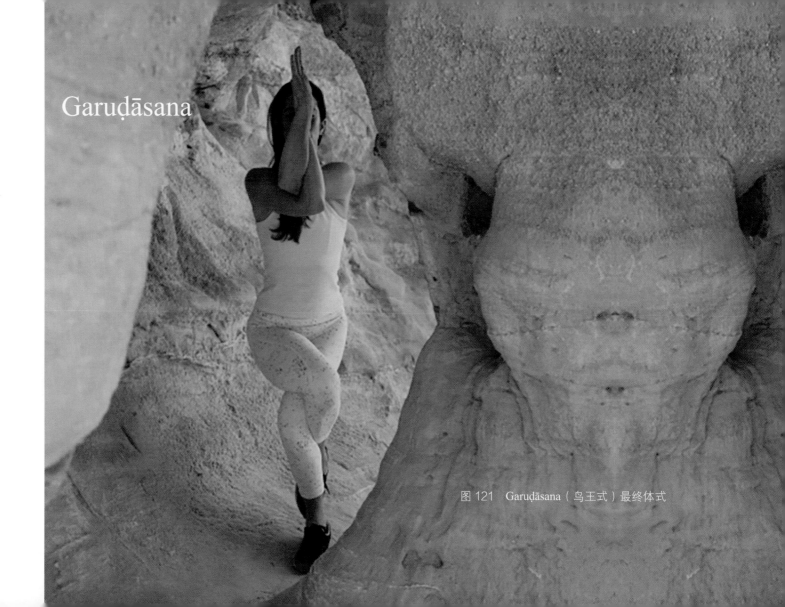

Garuḍāsana

图 121　Garuḍāsana（鸟王式）最终体式

去西奈山远足时，我们发现了一棵恰好适合用作双脚立足点的树，并借助它完成了 Vīrabhadrāsana II（战士二式）（图 122）。

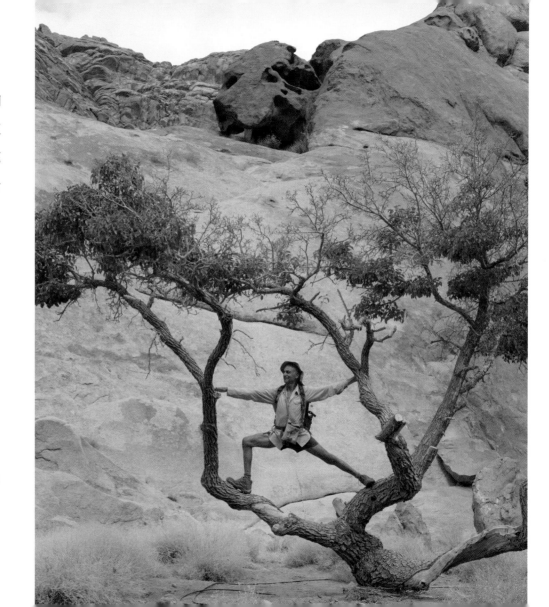

图 122 双脚支撑在树干上的 Vīrabhadrāsana II（战士二式）

前屈伸展体式

在做前屈伸展体式，如 Paścimottānāsana（加强背部伸展式）（图 123）时，斜坡非常有助于身体的向前伸展。

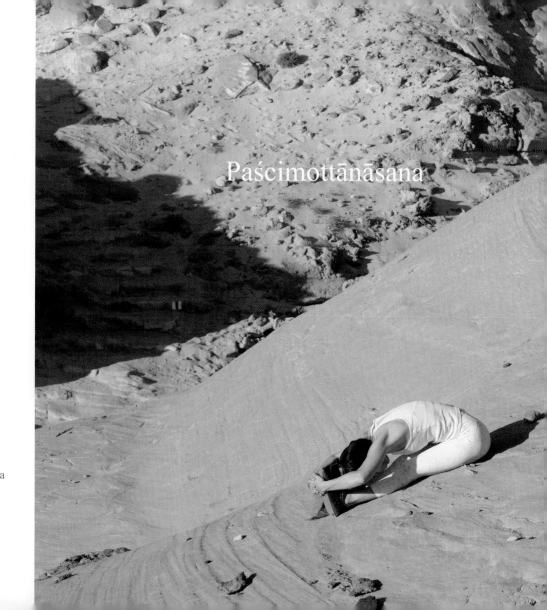

Paścimottānāsana

图 123　借助斜坡的 Paścimottānāsana（加强背部伸展式）

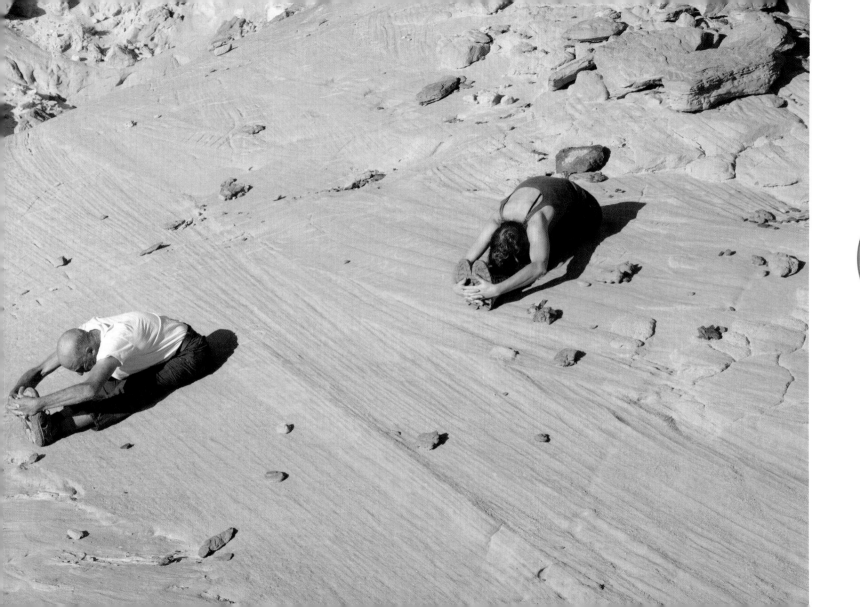
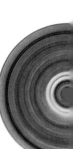

在做 Kūrmāsana（龟式）时（图124），可以寻找一块适合自己身体尺寸和形状的弧面岩石来放松躯干和下巴。

图124　借助岩石完全支撑身体的 Kūrmāsana（龟式）

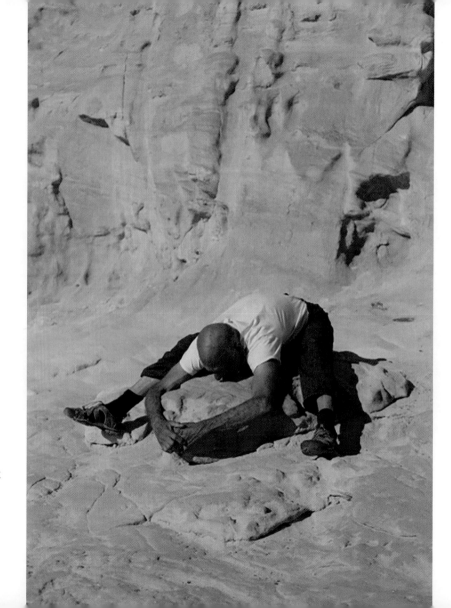

在做 Mālāsana（花环式）时，岩石可以支撑脚跟和头部（图 125）。这可以让习练者完全放松地在这个体式中保持更长时间。这个体式的另一个挑战性的变体是向前移动躯干，同时保持脚跟着地。天然的斜坡有助于抬高脚跟，从而使身体进一步向前伸展。习练者找一个可以使脚跟高于脚趾的斜坡，这样双脚就能牢牢地踩实地面。如图 125 所示，这个天然岩石洞可以为脚跟和头部提供支撑。

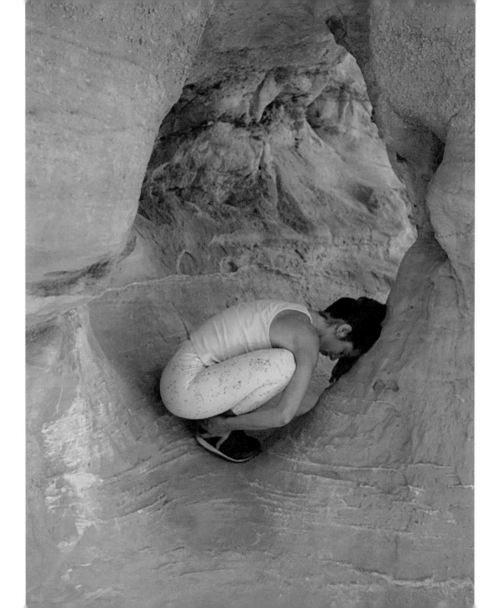

图 125　借助岩石支撑脚跟和头部的 Mālāsana（花环式）

手臂平衡体式

在做如 Vasiṣṭhāsana（侧板式）（图 126）这样的手臂平衡体式时，垫高支撑身体的手可以减轻手臂的负荷。这样可以打开腋窝的空间，并展宽胸腔。

图 126　垫高一侧手臂的 Vasiṣṭhāsana（侧板式）平衡习练

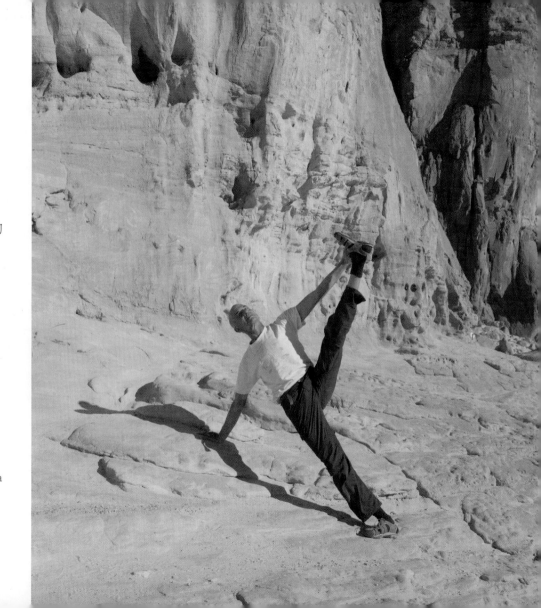

后弯体式

　　岩石也可以用来支撑后弯体式。垫高双手有助于打开和提升胸腔。如果习练者的肩膀僵硬，则可以做双手高于双脚的后弯体式，如 Pūrvottānāsana（后仰支架式）（图 127）和 Ūrdhva Dhanurāsana（上弓式），以此减轻手臂的负荷，帮助肩膀向后移动，打开胸腔。

图 127　双手高于双脚的 Pūrvottānāsana（后仰支架式）

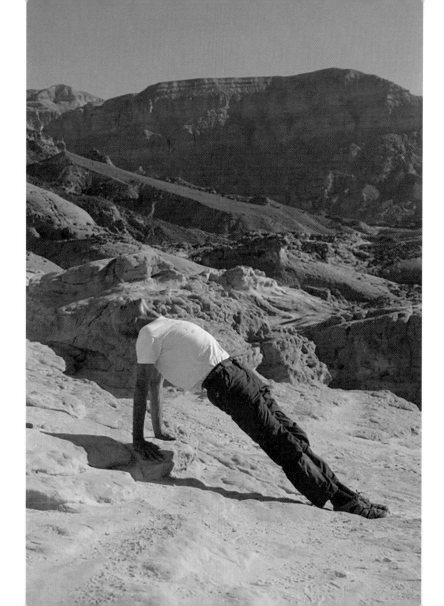

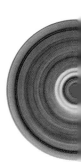

如图 128 所示，在 Ūrdhva Dhanur-āsana（上弓式）中，习练者可以将双手放在适当高度的岩石上。由于双手的抬高，胸部也得到提升，双脚可以逐渐靠近双手。如果习练者的肩膀僵硬，则会发现很难激活肩胛骨，但抬高双手有助于将胸部抬得更高，呼吸也更好。在瑜伽馆，习练者通常用瑜伽砖来辅助完成这个体式；在大山上，习练者可以把手放在倾斜的岩石上。这个习练方法将教会习练者抬高并打开胸腔。慢慢地，当肩膀变得更加灵活时，习练者就能减少对双手支撑的依赖。

图 128　借助岩石斜坡抬高双手的 Ūrdhva Dhanurāsana（上弓式）

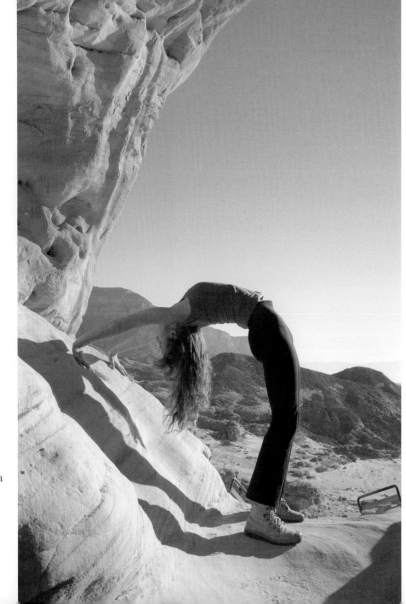

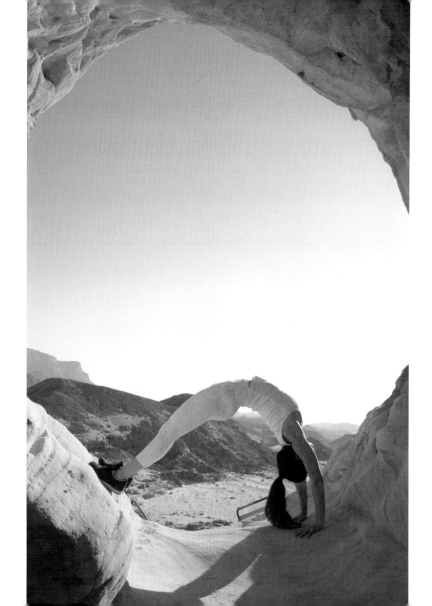

另一种方式是让双脚高于双手（图 129、图 130）。此类体式可延展下背部、减小下背部的压力，同时也使得伸直手臂更为容易。但是，如果双脚抬高得太多，那么习练者可能会发现很难完成这个体式了。习练者可以尝试先让头顶着地，然后伴随有力的呼气，上推躯干，伸直手臂。如果有朋友在旁边，则可以请他帮助。如果独自一人，可先把脚放在高度较低的斜坡上，或先让手臂有力地支撑在岩石上。

图 129　借助岩石抬高双脚的 Ūrdhva Dhanurāsana（上弓式）

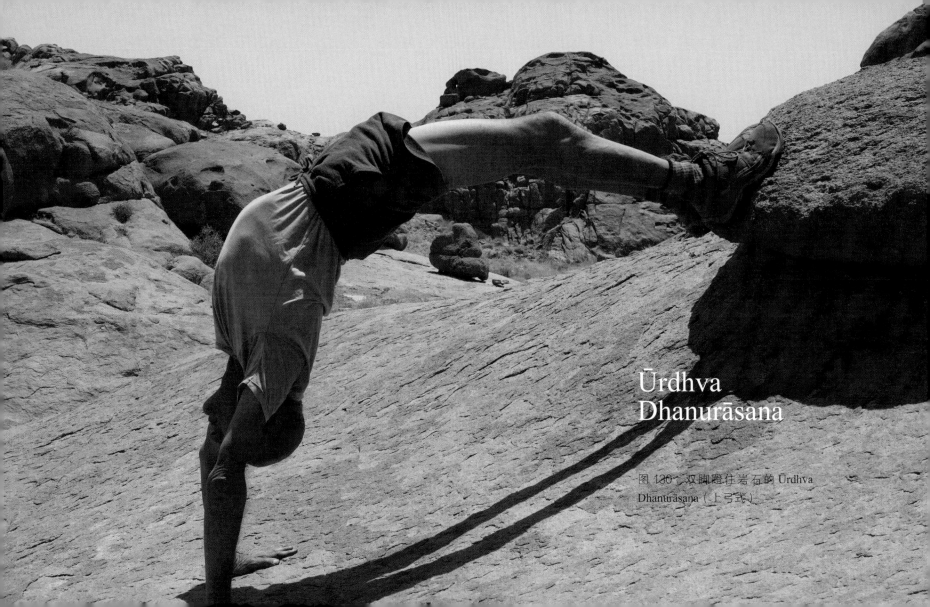

Ūrdhva
Dhanurāsana

图 130　双脚蹬住岩石的 Ūrdhva
Dhanurāsana（上弓式）

倒立体式

　　在瑜伽馆里习练 Adho Mukha Vṛkṣāsana（手倒立式）时，习练者通常借助墙壁来保持平衡。在大山中，则可以找一块岩石来代替墙壁，然后把身体靠在上面（图 131）。

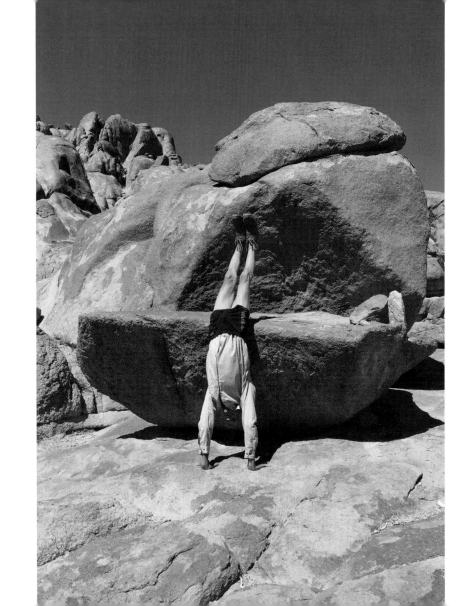

图 131　借助岩石支撑的 Adho Mukha Vṛkṣāsana（手倒立式）

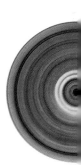

如果岩石的高度合适，还可以从这个体式过渡到后弯体式（图132）。

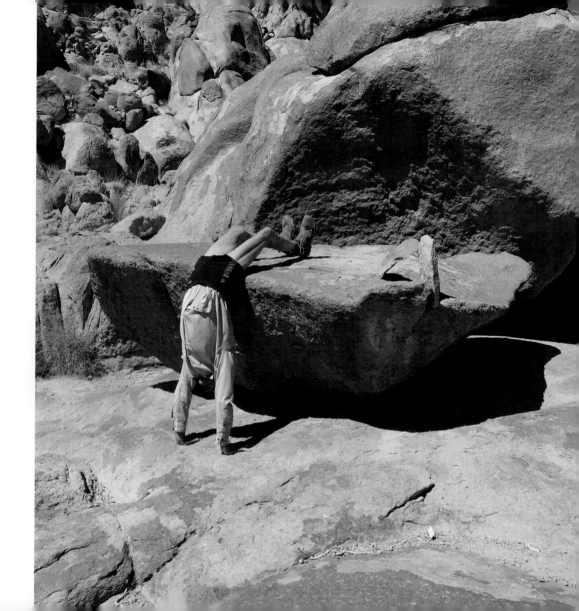

图132　借助岩石的边缘从 Adho Mukha Vṛkṣāsana（手倒立式）过渡到后弯体式

如果习练者在做这个体式时，让身体与岩石保持一点距离，那么可以后弯背部，进入 Adho Mukha Vṛkṣāsana Viparita Karaṇi（手倒立倒箭式）（图133）。在后弯的同时，保持胸部向前移动，直到臀部顶住岩石。此时，手臂和肩胛骨需要用力才能抵抗骨盆的向后移动。从靠近岩石的地方开始（距离岩石约15厘米），然后逐渐增加双手与岩石的距离。

图 133　借助岩石支撑的 Adho Mukha Vṛkṣāsana Viparita Karaṇi（手倒立倒箭式）

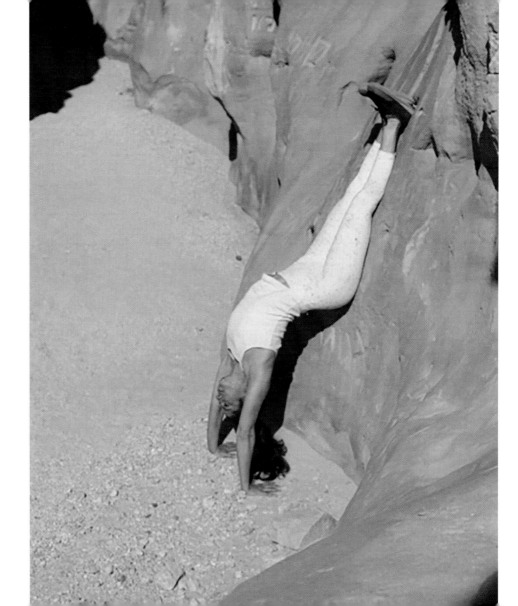

放松体式

　　长时间的远足会使腿部疲劳，血液会在脚部和腿部积聚。如前所述，放松和快速恢复体力的方法是头朝下、腿朝上地躺在岩石上。我们经常在远足的途中做躺在弧面的岩石上的 Daṇḍāsana（倒手杖式）（图 134）。像这样躺 5 ~ 10 分钟就足以使我们恢复体力和精力，精神焕发地继续远足。我们总是可以在周围找到合适形状和大小的岩石。如果还没有尝试过这个方法，请在下一次远足时尝试一下——你会享受到体力快速恢复和提神效果的！

　　这种体式除了能帮助血液从腿部回流到头部外，弧面的岩石还帮助我们打开胸部并进行深呼吸，这有助于身体更快地恢复。习练者也可以抬起双腿做 Viparīta Karaṇī（倒箭式）。

图 134　躺在弧面的岩石上的 Daṇḍāsana（倒手杖式）

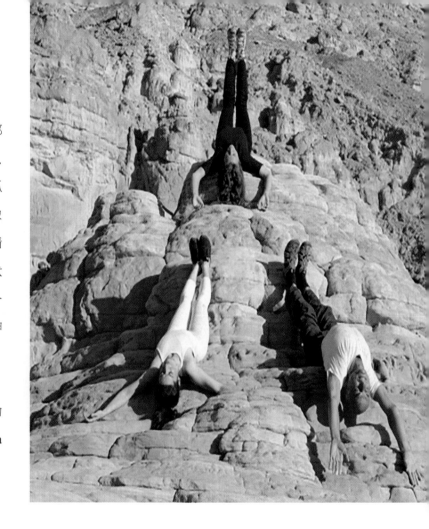

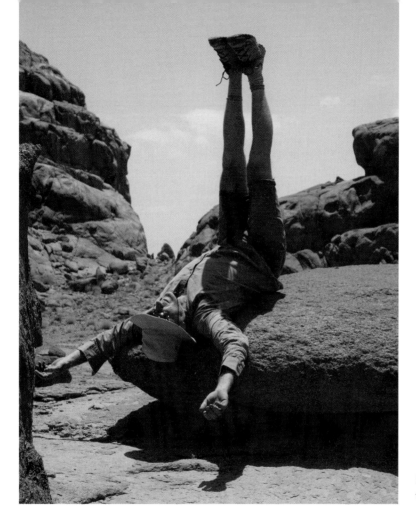

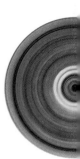

图 135　躺在弧面岩石上做
Viparīta Karaṇī（倒箭式）

在大自然中习练 Śīrṣāsana（头倒立式）

最后以我们认为可在自然环境中做的最为精彩的体式作为本书的结尾。当我们爬上一座山，或到达一个美丽的湖泊、瀑布，或大自然中其他令人兴奋的地方时，我们会想感受它，观察它，融入它。如果我们还想放松一下，换个视角去欣赏它，那么 Śīrṣāsana（头倒立式）无疑是最佳的体式。这个体式虽然头朝下，脚朝上，但却有着坚实的稳定性和平衡性，我们的视野打开了，体验在不同的方位和层次上都得到了提升和丰富。虽然身体是颠倒的，但精神得到了提升。这是一种很好的调节身心的方式——可以让周围环境与自己完全融为一体。

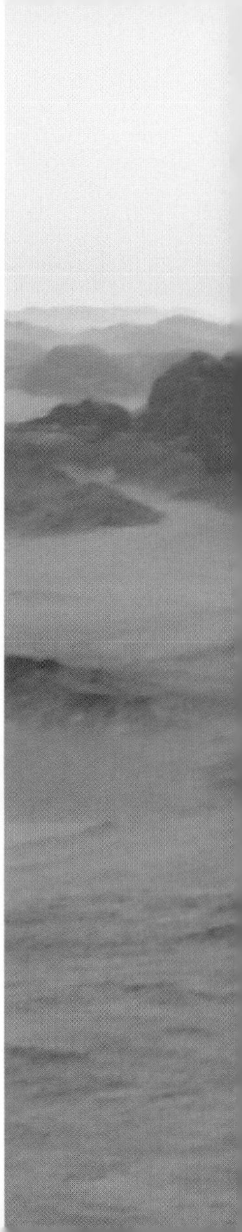

图 136　在山顶上做 Upaviṣṭha in Śīrṣāsana（双角头倒立式）

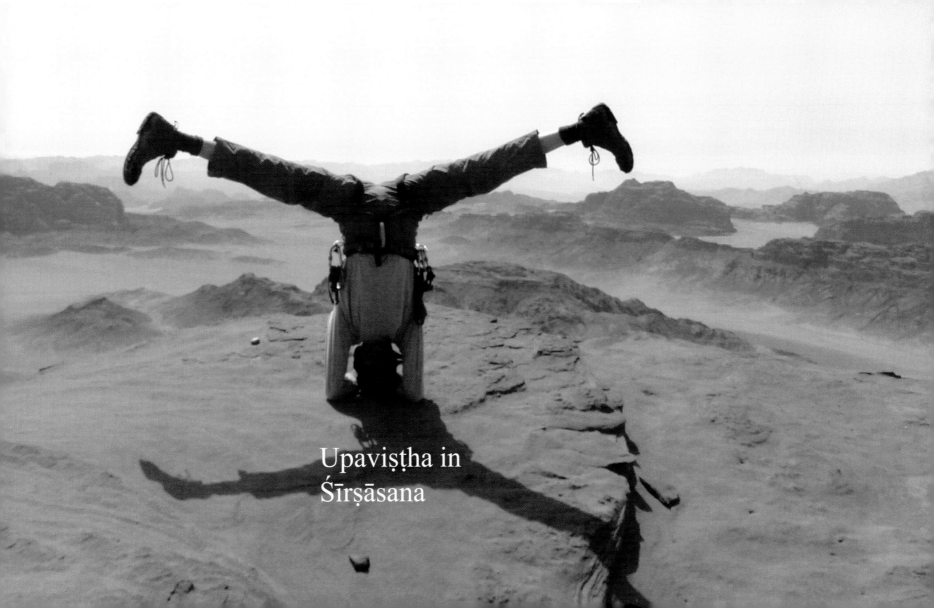

Upaviṣṭha in
Śīrṣāsana

Śīrṣāsana（头倒立式）通常被视为瑜伽的代表体式，它被认为是瑜伽体式之王。事实上，能对抗地心引力将身体倒置是瑜伽的特征和技能。

很多年前，我在家里安装了一个辅助做悬吊 Śīrṣāsana（头倒立式）的装置。我的女儿当时还是个小孩，她一边倒挂着一边说："哇，爸爸，这个装置让我的生活充满了乐趣！"现在想起来，仍然觉得她准确地表达了我在倒立时的感受。

在一个美丽又让人心动的地方做 Śīrṣāsana（头倒立式）时，确实有某种东西可以真正提升一个人的心境。从图 137 ~ 图 142 中可以看出，在任何自然环境中找到一个适合做 Śīrṣāsana（头倒立式）的地方都相当容易。相比其他的倒立体式，Śīrṣāsana（头倒立式）可以让习练者长时间保持在这个体式中，同时可以观察和感受美丽的风景。不仅是在看风景，而且是从一个不同寻常的高度和视角来观察它。在大自然中做 Śīrṣāsana（头倒立式）是一种独特的体验。体式带来的特殊生理和心理效果，让习练者感觉自己沉浸在大自然中，并从一个低角度颠倒着欣赏周围的一切。不知何故，非常奇特的是，我注意到，在大自然中可以几乎毫不费力，

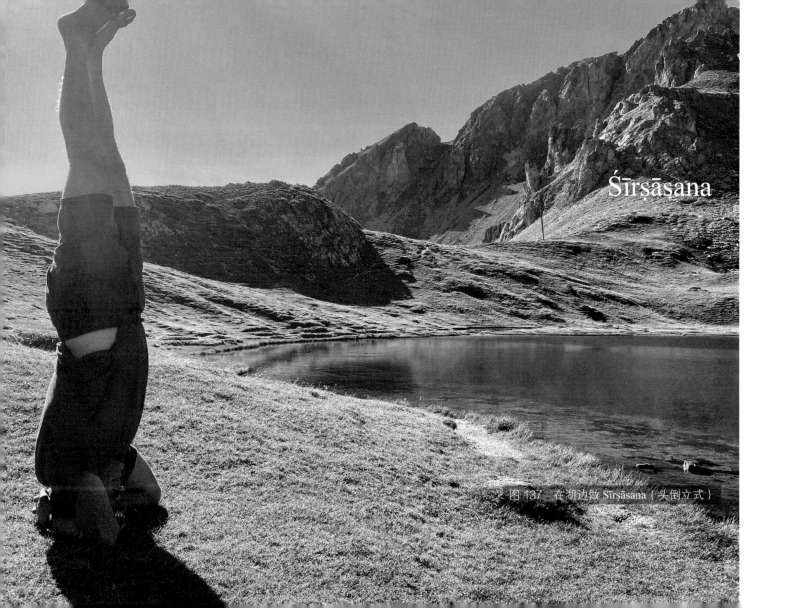

Śīrṣāsana

图 137　在湖边做 Śīrṣāsana（头倒立式）

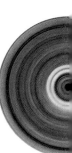

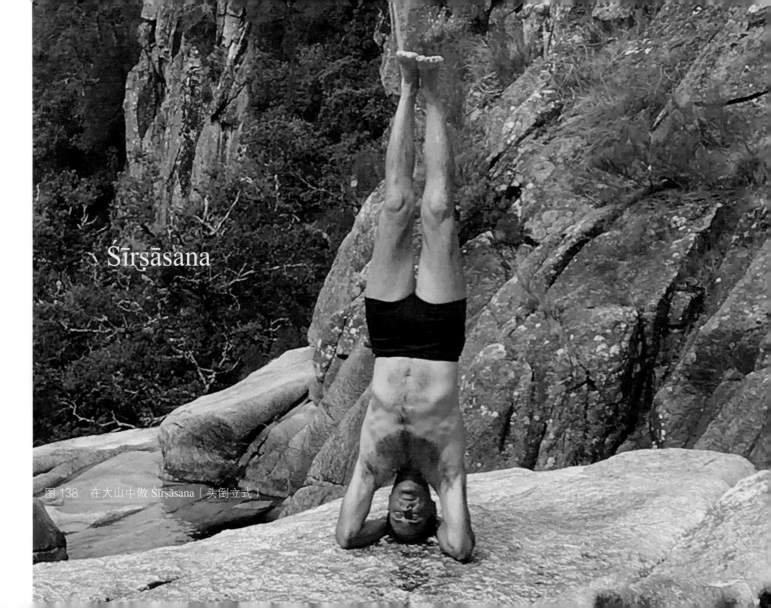

Śīrṣāsana

图 138　在大山中做 Śīrṣāsana（头倒立式）

也不需锻炼意志力，就可以长时间停留在 Śīrṣāsana（头倒立式）中，这与在瑜伽馆里的感受完全不一样。

在《瑜伽经》II.33 中，帕坦伽利说，当你的意识被消极的想法和怀疑（vitarka-bādhane）充满时，你需要改变你的思维方式，训练反向的思维（pratipakṣa-bhāvanam）。你需要改变你的观点，从不同的角度看待事情。Śīrṣāsana（头倒立式）就是这种训练的完美方法。

当我感到困惑、沮丧或心烦意乱、坐立不安时，我知道需要做一个长时间的 Śīrṣāsana（头倒立式）了。停留在 Śīrṣāsana（头倒立式）10 ~ 15 分钟后，我的头脑就会变得清醒，消极的想法和情绪也会随之消失。我获得了一种清醒和宁静的状态。这种效果在面对大海或在山顶时会更加明显，因为面对一个令人心旷神怡且开阔的景色（而不是墙面）时，视角变化带来的感悟会更加显著。

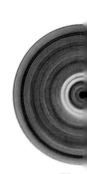

在大山中，用岩石作为天然辅具

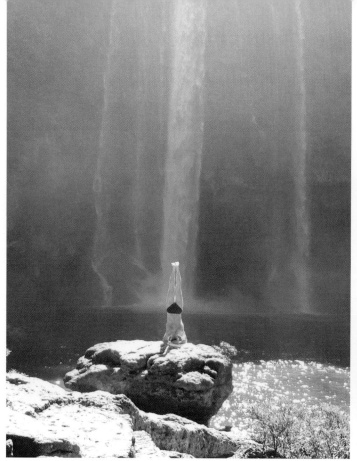

图 139　在瀑布前做 Śīrṣāsana（头倒立式）

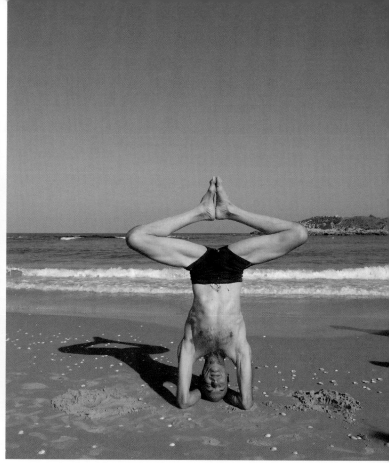

图 140　在沙滩上做 Ūrdhva Baddha Kon in Śīrṣāsana（束角头倒立式）

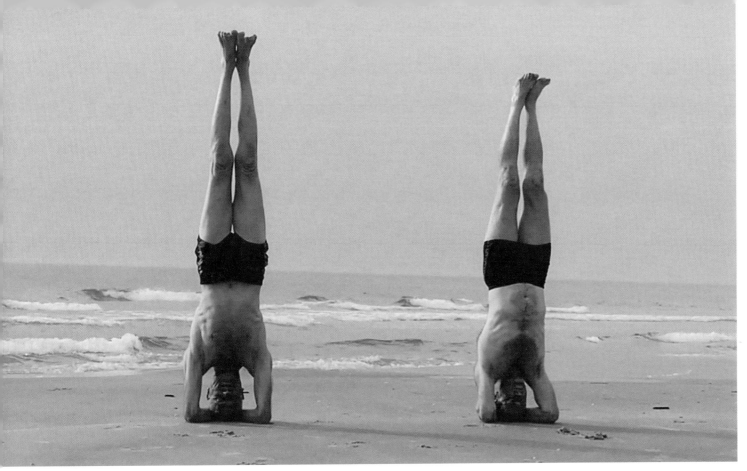

图 141　在沙滩上做 Śīrṣāsana（头倒立式）

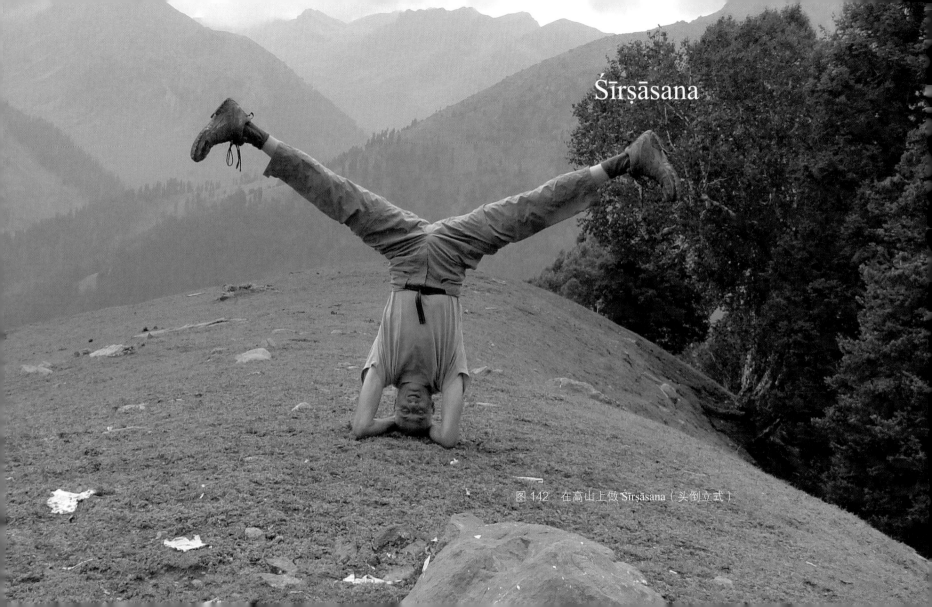

Śīrṣāsana

图 142　在高山上做 Śīrṣāsana（头倒立式）

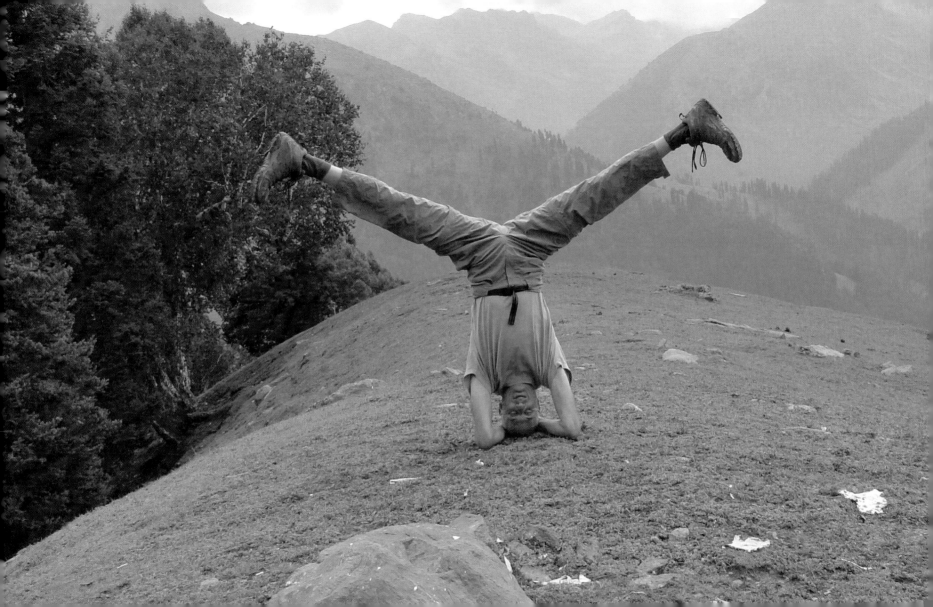

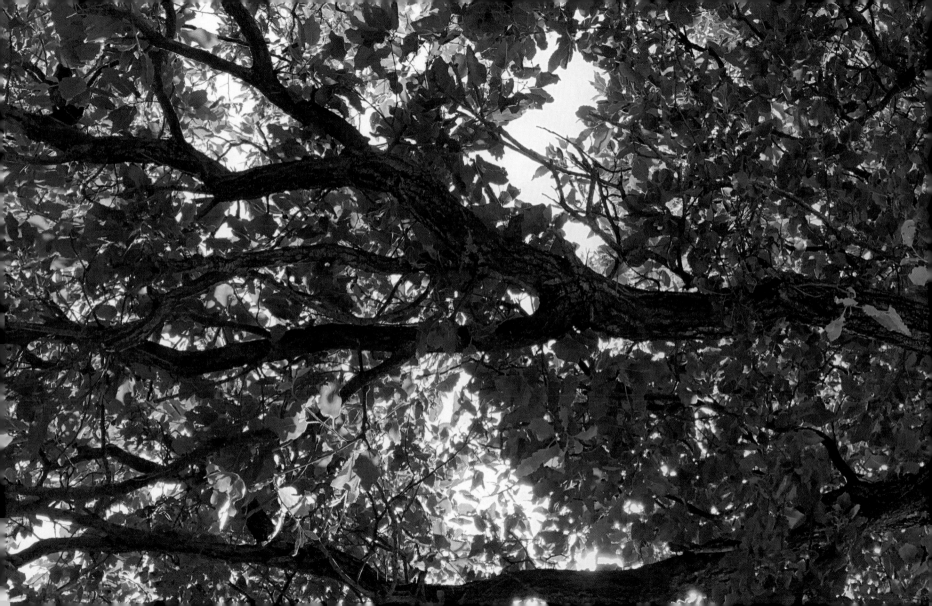

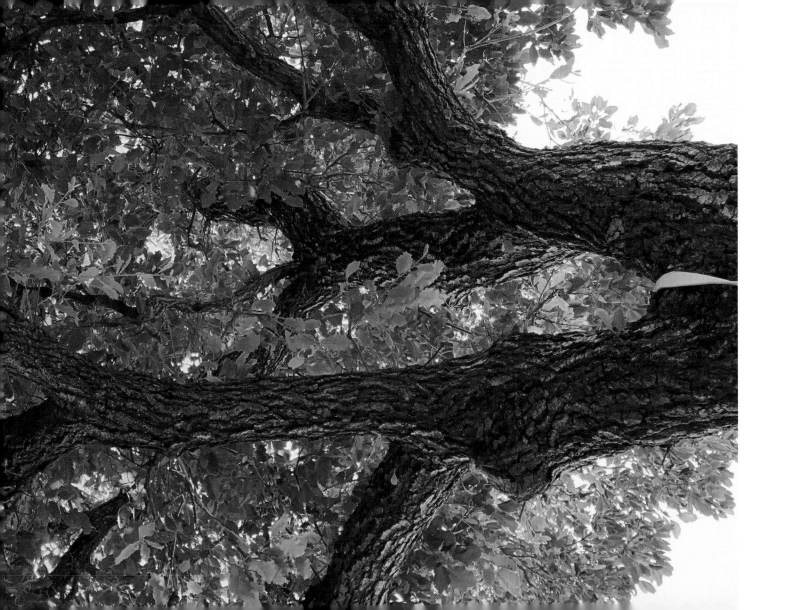

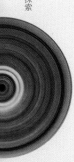

结语

本书并没有通常意义上的结语。因为我们还可以继续分享更多的实例和想法。然而，我们相信，本书所展示的瑜伽习练方法应该足以引发读者的想象力和想要尝试的欲望，从而进一步丰富瑜伽和冥想的习练方式，感悟人与自然的关系。

正如"奥哈德的引言"中指出的，大部分人对大自然的召唤并非视而不见；相反，我们中的许多人有很强烈的冲动渴望融入大自然。对许多人来说，大自然似乎有着我们在现代生活方式中极其怀念和缺失的元素。而这种渴望之情使我们感受到也揭示了人性的一个基本需求，那就是试图在大自然中去理解人的本性。

在本书中，我们在更广阔的自然环境里去理解人的本性的问题。我们认为，在自然环境中习练瑜伽是一种卓有成效的方式。因为我们将瑜伽习练视为探索、观察和发展人的本性的一种方法。这种方法的基本特征是内省和专注的习练，重点是检验、探索和发展人的身心能力及二者之间的复杂关系。这种能力又在很大程度上受到我们的研究和观察能力的限制。实际上，能力和限制是相互定义（影响）的，它们是一枚硬币的两面。

我们相信，在自然环境中运用这些瑜伽习练方法将有助于人的本性的探索。我们在《身心实验室——瑜伽习练与探索》（大连理工大学出版社，2019）一书中已经探讨过这些方法。读过该书的读者会知道，埃亚勒已经非常详细地开发了瑜伽辅具的使用方法。在本书中，我们在之前工作的基础上，将这些习练方法引向一个新的方向，即在自然环境中习练瑜伽，在自然环境中探索人的本性，并探索在这种环境中使用天然辅具。我们在这里提倡的不仅仅是让习练者来到大自然中，而是建议习练者积极探索如何与大自然融为一体。我们深信，这种习练的益处是深远的，而且还有待于进一步从各个层面上加以探索。第一，这种习练的体验会与过去（在瑜伽馆里）的大不相同，习练者会因为习练环境的变化而感受到习练效果的变化；第二，在大自然中习练可以避免许多与日常活动相关的干扰；第三，大自然为习练者提供了一个有着全新习练辅具的场地，可以探索新的辅具和新的变体。此外，在大自然中习练有机会获得新的深刻见解。通过在自然环境中探索人的本性，习练者更可能会体会到一种谦卑感和归属感，这些感受在家庭或瑜伽馆的人工环境中是很难体会到的。

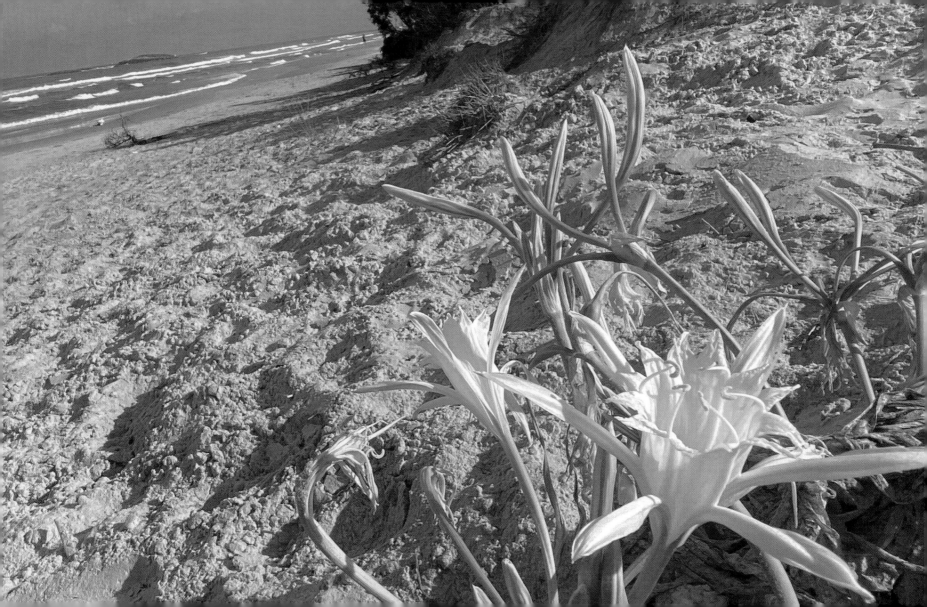